Haufe · Kaltner

Reizmagen. Wenn alles auf den Magen schlägt

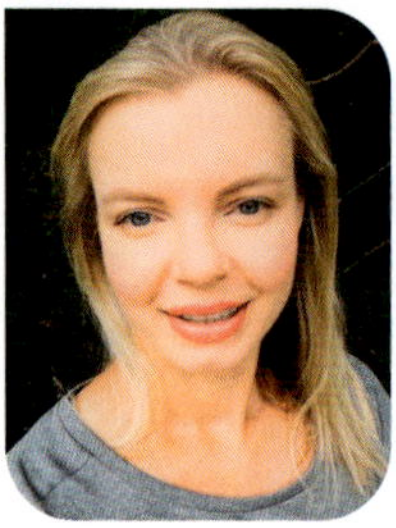

Karina Haufe ist ausgebildete Ernährungstherapeutin, Heilpraktikerin, Yogalehrerin und lizenzierte Fitnesstrainerin. Ihr breites Wissen bietet sie in ihrem eigenen Münchner Unternehmen „Ernährungsberatung und Bewegungscoaching München“ an. In der Ernährungstherapie sind ihre Schwerpunkte die Themen Nahrungsmittel-Unverträglichkeiten, chronische Magen-Darm-Erkrankungen sowie Störungen des Essverhaltens. Darüber hinaus vermittelt sie in der veganen Kochschule green milk® in München ihren Klienten praktisches Wissen zur pflanzenbasierten Ernährung.

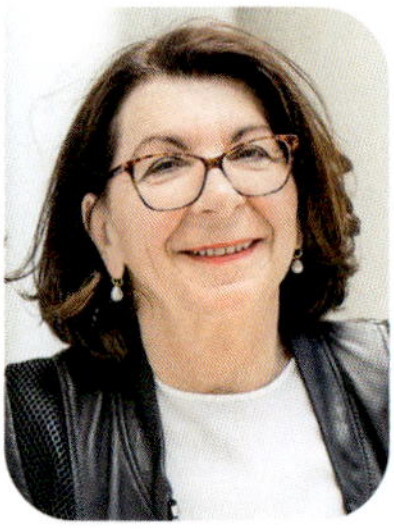

Uschi Kaltner ist ausgebildeter Systemischer Coach und Systemische Therapeutin in IFS (Internal Family Systems). Sie arbeitet seit vielen Jahren in eigener Praxis in München mit der Erlaubnis Heilpraktikerin begrenzt auf das Gebiet der Psychotherapie. (www.uschi-kaltner.de). Ihre Schwerpunkte sind dabei die Themen Konflikt, Beziehung und Gesundheit.

Karina Haufe · Uschi Kaltner

Reizmagen

Wenn alles auf den Magen schlägt

Rezepte und Entspannungsübungen gegen Gastritis, Sodbrennen, Völlegefühl & Co.

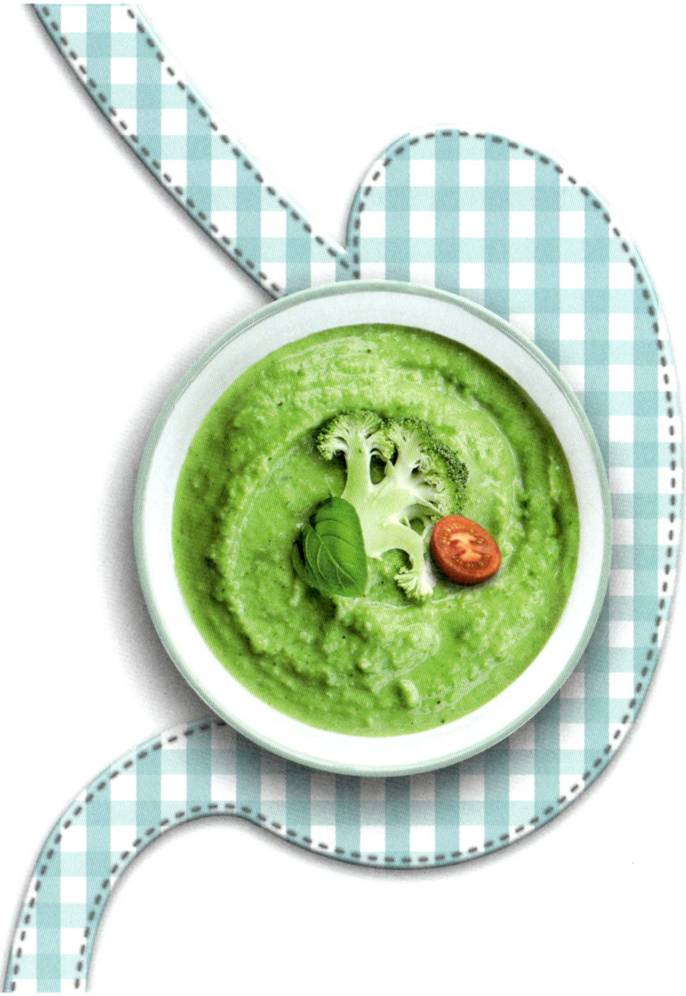

TRIAS

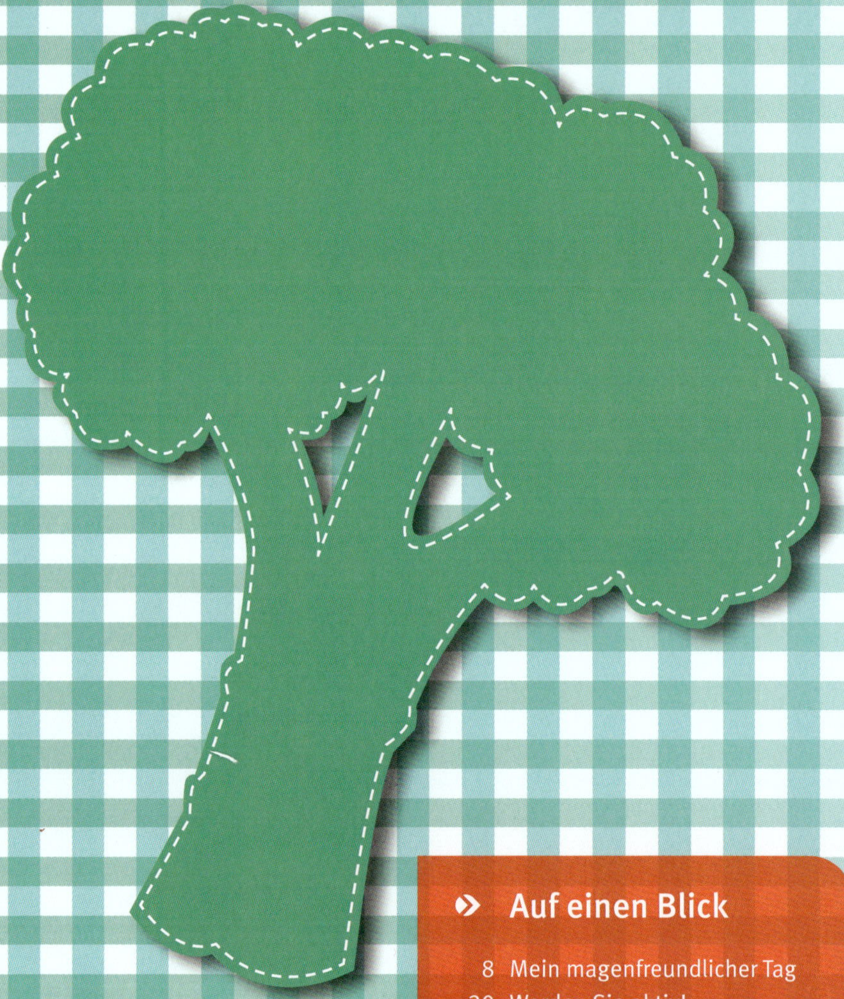

» Auf einen Blick

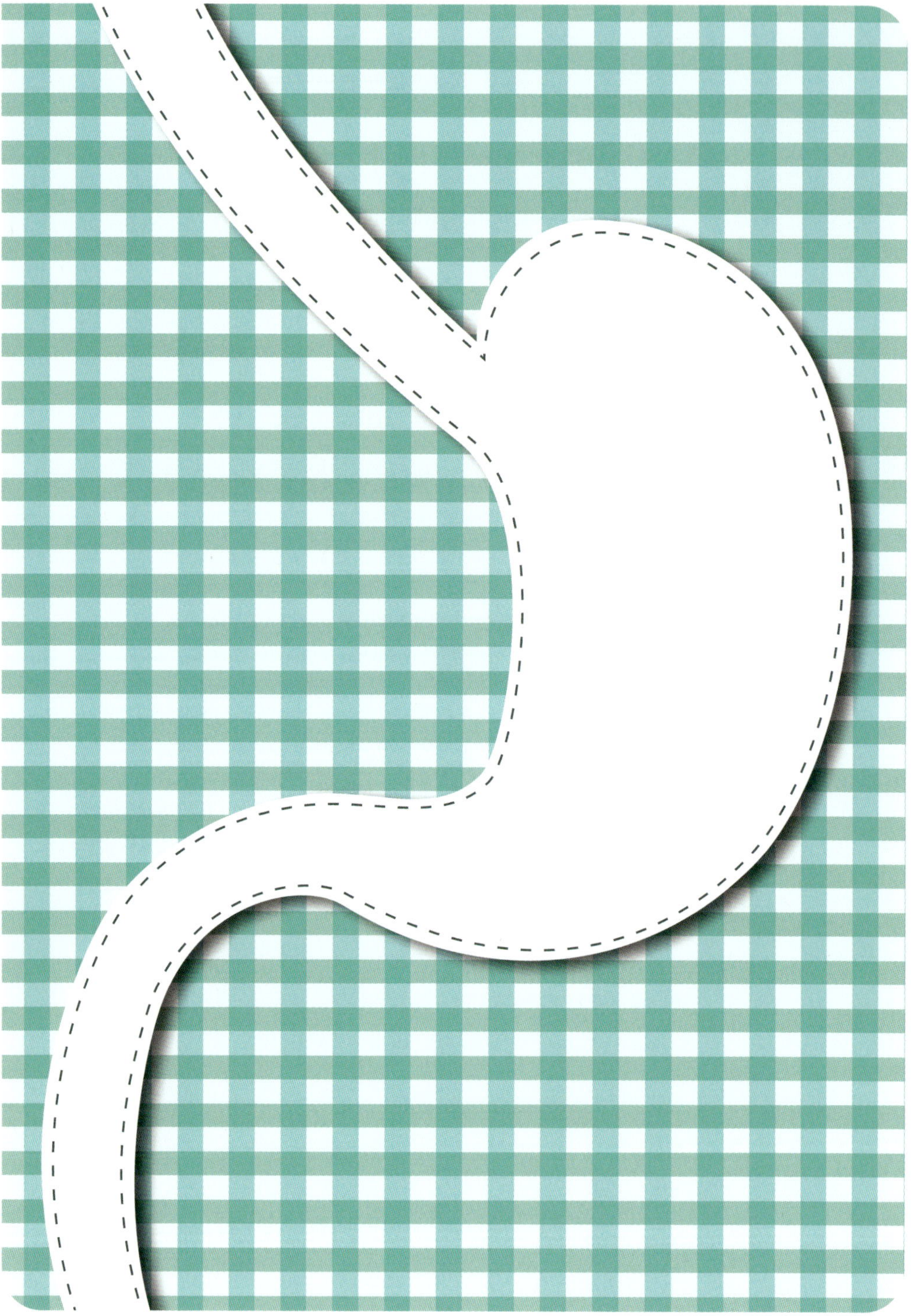

Liebe Leserin, lieber Leser,

kennen Sie das – der Magen zwickt, der Magen zwackt und manchmal tut er auch richtig weh? Reizmagen ist eine Erkrankung, unter der immer mehr Menschen leiden. Im Grunde gilt das Reizmagensyndrom als ein Sammelbegriff für Beschwerden im Bereich des Oberbauchs. Doch das macht es für Betroffene nicht leichter. Ganz im Gegenteil: Symptome wie Magenschmerzen, Blähungen, Völlegefühl oder Übelkeit lassen sich auch anderen Krankheiten zuordnen, was eine eindeutige Diagnose schwierig gestaltet.

Vieles deutet darauf hin, dass die diffusen Beschwerden in der Magengegend neben einer ungünstigen Ernährung auf psychische Ursachen zurückzuführen sind. Daher rührt auch der alternative Name für dieses Krankheitsbild: „Stressmagen". Ärger und Stress können unseren Magen im wahrsten Sinn des Wortes stressen und uns somit ständige Probleme bereiten. Es gibt aber Möglichkeiten, die Umstände, die für Stress sorgen, zu verändern oder uns eine andere Art und Weise anzueignen, mit diesen Dingen umzugehen.

Dieser Ratgeber hilft Ihnen ganz konkret und praktisch mit wertvollen Ernährungstipps zur Vorsorge, aber auch für den Akutfall. Lernen Sie Entspannungsmethoden kennen, um Ihren gereizten Magen zu beruhigen, und machen Sie sich mit uns auf die Suche nach Erklärungen und Bewältigungsstrategien im Bereich der psychischen Gesundheit.

Wir wünschen Ihnen nun viel Freude beim Lesen, Nachdenken und Umsetzen!

Ihre
Karina Haufe und Uschi Kaltner

Mein magen-freundlicher Tag

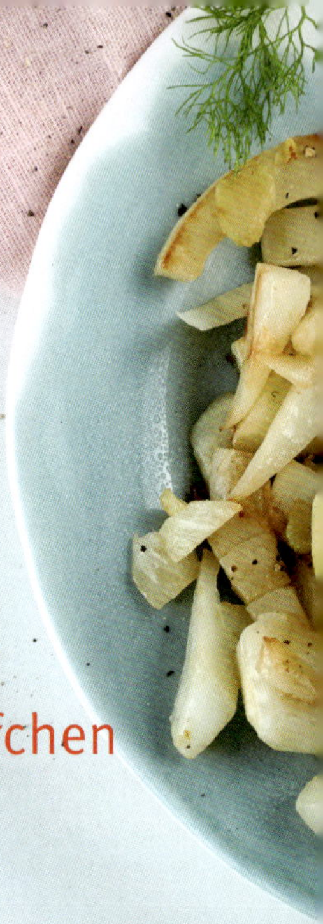

Frühstück
Kamut-Porridge

Für 4 Portionen
15 Min.

1,2 l Haferdrink • 360 g Kamutflocken (Reformhaus oder Bioladen) • 4 EL Rohrzucker • 8 getrocknete Datteln (ohne Stein) • 2–3 Tropfen Vanillearoma • 1 Handvoll gemischte Beeren

- Haferdrink, Kamutflocken und Zucker in einem Topf zum Kochen bringen. Inzwischen Datteln klein hacken. Hitze reduzieren und Vanillearoma sowie Datteln unter den Porridge rühren. Diesen bei schwacher Hitze unter Rühren 5 Min. köcheln lassen.

- Den Porridge auf Schälchen verteilen und leicht abkühlen lassen. Zum Servieren mit frischen Beeren garnieren.

Mittagessen
Frische Gurkenschiffchen

Für 4 Portionen
15 Min.

2 Gurken • 100 g grüne oder schwarze Oliven (ohne Stein) • 240 g Magerquark • 40 g Joghurt • 1 Bund Dill • Salz, Pfeffer

- Gurken jeweils schräg in drei große Teile schneiden und längs halbieren. Oliven, Magerquark, Joghurt und drei Viertel des Dills im Mixer mit der Pulstaste durchmixen. Die Creme mit Salz und wenig Pfeffer würzen.

- Anschließend die Creme auf die Gurkenschiffchen verteilen und das Ganze mit klein geschnittenem Dill garnieren.

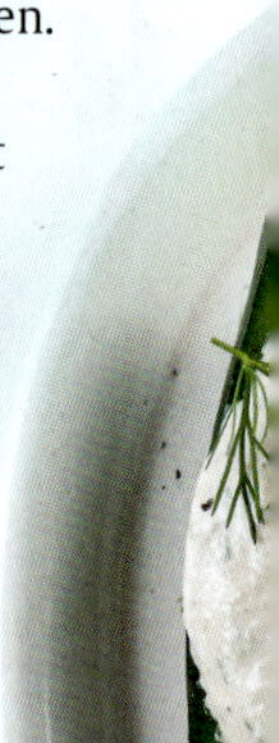

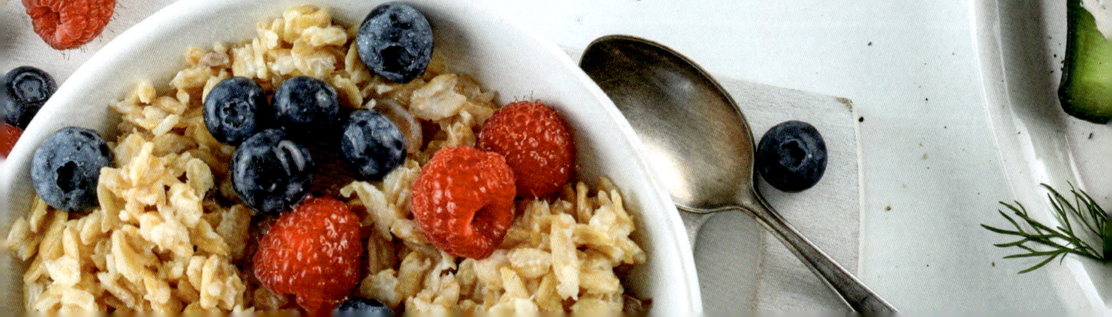

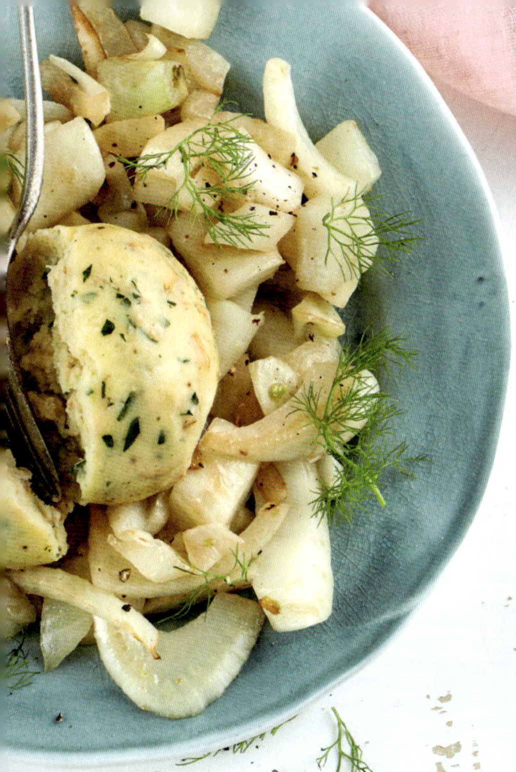

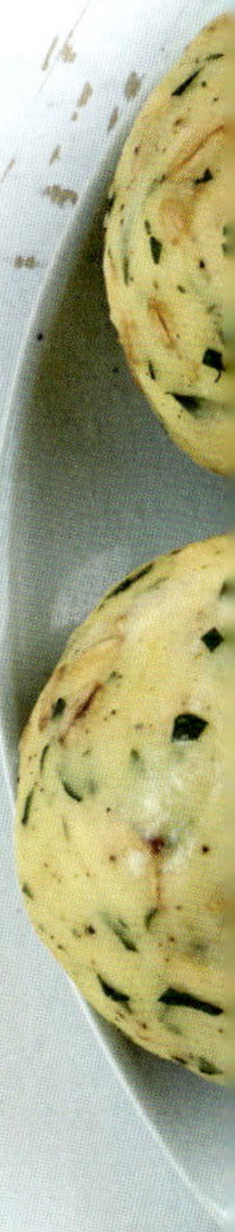

Abendessen
Dinkel-Kartoffel-Knödel mit Fenchelgemüse

Für 4 Portionen
50 Min.

360 g Kartoffeln • 2 Fenchelknollen • etwas frische Petersilie • 40 g Dinkelflocken • 40 g Dinkelmehl (Type 630) • 2 Eigelb • Salz, Pfeffer • etwas geriebene Muskatnuss • 2 EL Speiseöl

- Kartoffeln in etwa 20 Min. gar kochen. Inzwischen Fenchel in kleine Würfel schneiden und Petersilie fein hacken. Dinkelflocken ohne Fett in einer Pfanne goldbraun anrösten.

- Geschälte Kartoffeln, Mehl, Eigelb, Dinkelflocken, Petersilie und Gewürze im Mixer oder in der Küchenmaschine zu einem Teig verarbeiten. Aus der Masse mit den Händen Knödel formen und diese in reichlich siedendem Salzwasser offen 20 Min. garen lassen.

- Inzwischen Fenchel in einer Pfanne im Öl anschwitzen, mit Salz und wenig Pfeffer abschmecken. Die Knödel zum Fenchelgemüse servieren.

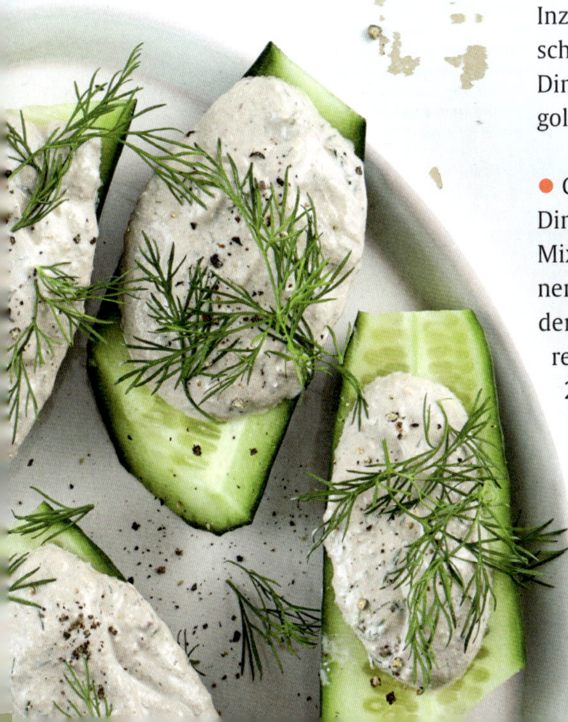

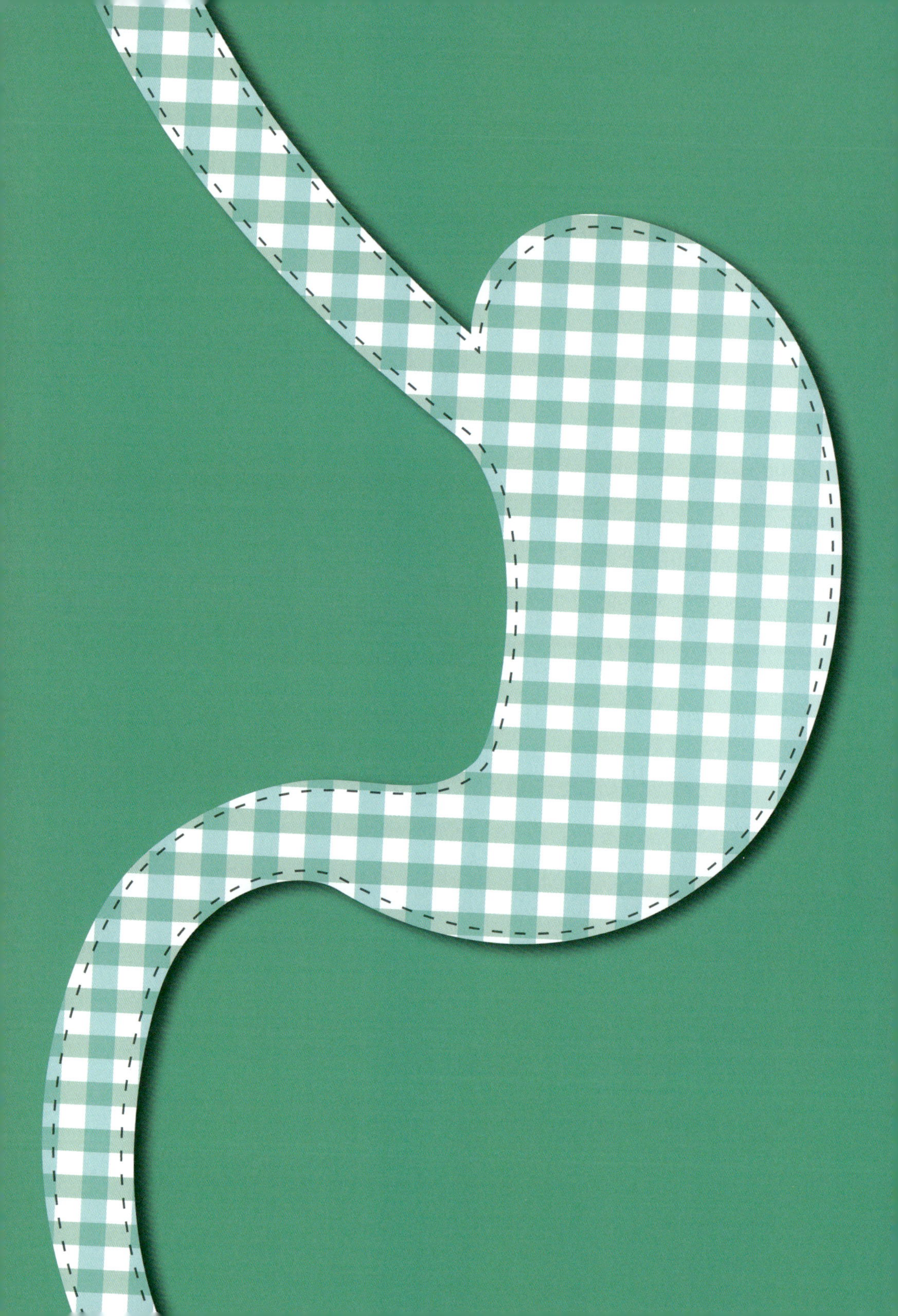

Der Magen – ein komplexes Organ

Wenn sich unser Magen mit Problemen meldet, wollen wir wissen, was dahintersteckt und was bei Beschwerden hilft. Erfahren Sie mehr dazu in diesem ersten Teil.

Unser Magen stellt sich vor

Unser Magen ist elementar wichtig für einen rundum gesunden Organismus. Doch wofür ist er eigentlich genau zuständig und was stört ihn bei seiner Arbeit?

Vielleicht haben Sie sich bisher noch nicht ausführlich mit dem Aufbau und der Funktion Ihres Magens beschäftigt, obwohl er Ihnen immer wieder Sorgen bereitet. Um die Probleme an der Wurzel zu packen, ist es sinnvoll, ein wenig über dieses für unser Wohlbefinden so wichtige Organ zu wissen und es genauer zu verstehen. Im Folgenden erklären wir Ihnen deshalb, wie unser Magen aufgebaut ist und wie er funktioniert. Sie erfahren auch, welche Lebensgewohnheiten ihm eher schaden und was ihm guttut.

Verschiedenes kann auf den Magen schlagen

Sie werden schnell merken, dass es dabei nicht auf die zugeführte Nahrung alleine ankommt, sondern auch andere Faktoren eine Rolle spielen. So hängt es mit unserem vegetativen Nervensystem zusammen, ob uns ein Essen bekommt oder nicht: Werden Speisen unachtsam hinuntergeschlungen, lassen Magenprobleme nicht lange auf sich warten. Das haben Sie vielleicht schon am eigenen Leib erfahren. Auch Sorgen, die am Esstisch ausdiskutiert werden, beeinträchtigen die Atmosphäre, die wiederum unsere Verdauungsorgane beeinflusst. Unsere Psyche hat einen starken Einfluss auf die Verdauung, positiv wie negativ. Es ist daher kaum verwunderlich, dass unsere seelische Verfassung für eine gesunde Verdauungsfunktion oft wichtiger ist als das zugeführte Lebensmittel selbst. Unser kulinarischer Genuss hängt also auch von der Umgebung ab, in der wir essen, und von den Menschen, mit denen wir unsere Mahlzeiten teilen.

So funktioniert unser Magen

Für unsere Verdauung sind einige Organe und Körperteile zuständig, die wir gemeinhin unter dem Begriff Verdauungstrakt zusammenfassen. Zu diesem gehören Mund, Speiseröhre, Magen, Darm, aber auch Bauchspeicheldrüse, Gallenblase und Leber. In diesem Buch möchten wir besonderes Augenmerk auf den Magen legen, der im linken bis mittleren Oberbauch liegt. Um ihm auf den Grund gehen zu können, betrachten wir zunächst einmal genauer, wie er aufgebaut ist und funktioniert.

Der Magen ist ein in mehrere Abschnitte unterteiltes muskulöses Hohlorgan. Er ist stark elastisch, dehnbar und passt sich den Umständen an. So wird er bei mehr Nahrungszufuhr größer und kleiner, wenn über längere Zeit weniger zugeführt wird. So unterscheidet sich seine Größe von Mensch zu Mensch. Bei durchschnittlicher Füllmenge ist er zwischen 20 und 30 cm lang und fasst etwa 1,2–1,6 l an Nahrung. Die Hauptaufgabe dieses für unsere Verdauung so wichtigen Organs besteht darin, Nahrung vorübergehend zu speichern und dann den Speisebrei nach und nach an den Darm weiterzuleiten. Dazwischen passiert aber etwas Entscheidendes: Das in den Lebensmitteln enthaltene Eiweiß wird durch das Enzym Pepsin aufgespalten, die Nahrung wird also vorverdaut. Weiterhin produzieren sogenannte Belegzellen in der Magenwand Salzsäure, die durch ihren niedrigen pH-Wert den größten Teil aller ungewollt mit der Nahrung aufgenommenen Bakterien und Krankheitserreger unschädlich macht.

Der Aufbau

Um seine Funktionsweise besser zu verstehen, betrachten wir nun den Aufbau des Magens: Die Speiseröhre mündet in den sogenannten Magenmund (Kardia), der sich am rechten oberen Ende des Magens befindet. Das ist die Pforte, durch die die Nahrung unseren Magen betritt. Links davon befindet sich eine Ausbuchtung, die teilweise am Zwerchfell anliegt und den Abschluss des Magengrundes (Fundus) bildet. Der Fundus ist die am höchsten liegende Magenregion, in der sich die beim Essen mitverschluckte Luft ansammelt. Das können 2–3 ml bei einem Schluckakt und bis zu 3 l über den Tag verteilt sein. Diese Luft muss unseren Körper jedoch wieder verlassen, was in einer aufrechten Position automatisch geschieht. In einer liegenden Position jedoch kann die Magenluft, wenn sie in den Darm gelangt, nicht mehr zurück.

Die aus 4 Schichten bestehende Magenwand ist etwa 3 mm dick und gliedert sich von innen nach außen in die Schleimhaut (Mukosa), die darunter liegende Bindegewebsschicht (Submukosa), die aus 3 unterschiedlichen Muskelfasern bestehende Muskelschicht (Muskularis) und die seröse Haut (Serosa), welche den gesamten Magen umspannt und eine se-

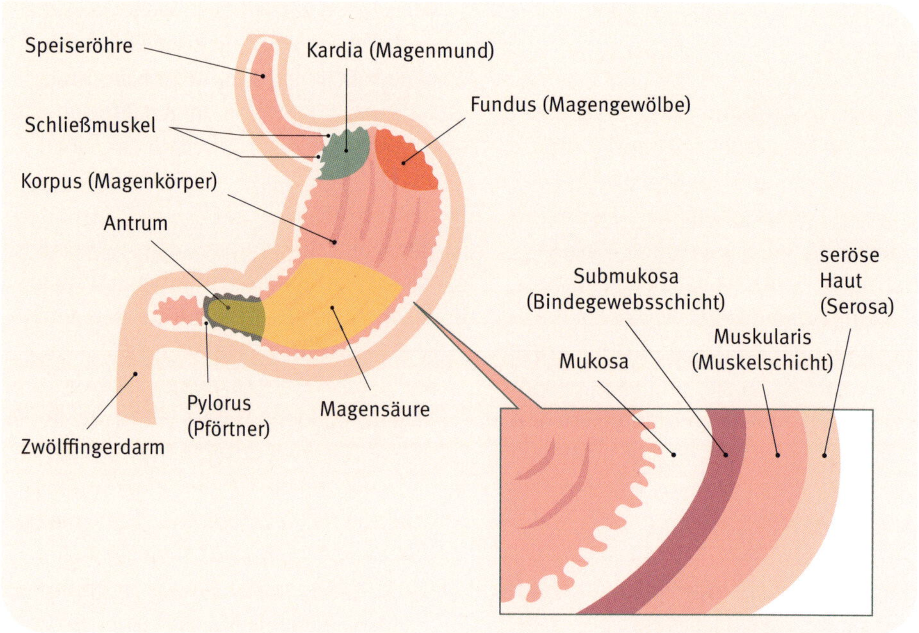

Der Magenkörper (Korpus), welcher den größten Teil unseres Magens bildet, schließt nach oben hin an den Fundus an und endet nach unten im Pars pylorica, dem Endteil des Magens. Dieser ist unterteilt in Antrum, die am tiefsten gelegene Stelle des Magens, und Pylorus, der den Magenabschluss darstellt und in den Zwölffingerdarm übergeht.

rumartige Flüssigkeit abgibt, welche die durch die Muskelbewegung entstehende Reibung mindert. Die Muskeln erfüllen mehrere Aufgaben: Unter anderem wird dafür gesorgt, dass Lebensmittel nur in eine Richtung befördert werden, der Magentrakt in seiner Länge verkürzt wird, die Nahrung zerkleinert sowie vermischt und weiterbefördert wird.
In den Falten der gesamten Mukosa sitzen verschiedene Arten von Drüsen: Schleimbildende Drüsen befinden sich im Bereich der Kardia, des Antrums und des Pylorus. Der Schleim, welcher dabei produziert wird, schützt vor der aggressiven Magensäure. Die im Fundus und Korpus befindlichen Drüsen, welche sich aus Nebenzellen, Hauptzellen und den oben genannten Belegzellen zusammensetzen, bilden diesen Magensaft.

Magen-Hirn-Kommunikation

Unser Magen ist ein äußerst sensibles Organ und beeinflusst uns oft in unseren Entscheidungen – wir hören dann auf unser Bauchgefühl. Das ist nicht nur sprichwörtlich so, sondern hängt mit dem sogenannten enterischen Nervensystem zusammen, vielen von uns auch bekannt unter dem Namen „Bauchhirn", das den Magen-Darm-Trakt mit dem Gehirn verbindet: Auch wenn unsere Verdauung voll automatisiert abläuft, so sind doch unser Gehirn und unser Bauch über diese Darm-Hirn-Achse mit ihren 100–200 Millionen Nervenzellen miteinander verbunden, darüber tauschen sie kontinuierlich Informationen aus. Interessant ist dabei, dass 90 Prozent der dort geleiteten Informationen vom Bauch zum Hirn gehen und nicht andersherum. Dazu gehören Sättigung, Hunger oder auch Schmerz. Unser Gehirn gibt diese Informationen wiederum an uns weiter, sodass wir entsprechend reagieren können.

Was tut dem Magen gut?

Was unserem Magen gut bekommt, können wir für gewöhnlich ohne große Anstrengung aufzählen, einfach aus der persönlichen Erfahrung heraus. Doch trotz aller individuellen Unterschiede gibt es bestimmte Faktoren, die dem Magen und dem gesamten Verdauungstrakt generell guttun, ganz objektiv betrachtet und unabhängig von der jeweiligen Biografie. So bildet die Grundlage für unser Wohlbefinden eine gesunde und regelmäßige Ernährung, eine ausreichende Wasserzufuhr, viel Bewegung und ausgedehnte Regenerationsphasen. Wenn Sie diese 4 Punkte beachten, ist das schon ein großer Schritt auf dem Weg zu einem entspannten und glücklichen Magen.

Ernährung

Sie sollten Ihren Körper mit ausreichend vielen Mikronährstoffen wie Vitaminen, Mineralstoffen und Spurenelementen versorgen, da diese für eine reibungslose Funktion des Stoffwechsels unverzichtbar sind. Ein Mangel kann zu verschiedenen Krankheiten sowie Problemen bei lebenswichtigen Prozessen führen. Dies zu vermeiden, gelingt meist schon durch eine ausgewogene Ernährung. Bei bestehenden Vorerkrankungen muss auf einige Mikronährstoffe besonders geachtet werden, sprechen Sie dazu mit Ihrem Arzt oder Ihrer Ärztin. Wenn Sie dazu neigen, große Portionen zu sich zu nehmen, sollten Sie versuchen, diese durch kleinere und mehrere Mahlzeiten zu ersetzen, die Sie über den Tag verteilen. Das entlastet Ihren Magen nachhaltig. Bei akuten Beschwerden empfehlen wir strikte Schonkost (Seite 50), ansonsten finden Sie weiter hinten im Buch eine Übersicht über magenfreundliche Lebensmittel (Seite 36).

Wasserzufuhr

Hierfür gibt es eine einfache Faustregel: mindestens 30 ml pro kg Körpergewicht täglich und bei warmem Wetter oder sportlicher Betätigung auch mehr. Pro halbe Stunde sportlicher Betätigung wird eine zusätzliche Flüssigkeitszufuhr von 500 ml empfohlen.

Bewegung

Wichtig ist auch, dass Sie sich regelmäßig und ausreichend bewegen, gerade wenn Sie in Ihrem Job die meiste Zeit sitzen. Bewegung bringt unsere Verdauung auf Trab und sorgt so dafür, dass es nicht zu Verstopfungen kommt.

Regeneration

Achten Sie zusätzlich auf ausreichend Regenerationszeit sowie genügend Schlaf. Generell sollten Sie täglich mindestens 7½ Stunden schlafen, dies kann jedoch abhängig von individuellen Bedürfnissen und Alter variieren.

Was nervt ihn?

Mit unangenehmen Symptomen wie Sodbrennen, Übelkeit oder Schmerzen kann unser Magen reagieren, wenn ihn etwas stört und er so seinen Aufgaben nicht mehr vollständig nachgehen kann. Zu den Auslösern gehören bestimmte Lebensmittel, Stress, Rauchen und Alkohol.

Ungünstige Lebensmittel

Schlechte Essgewohnheiten, bei denen große Mengen an magenreizenden Lebensmitteln zu sich genommen werden, können unseren Magen auf Dauer schädigen. Verzichten Sie daher auf Kaffee, Cola, scharfe Gewürze, Zitrusfrüchte, Hülsenfrüchte und Genussmittel wie Alkohol und Nikotin. Damit tun Sie nicht nur Ihrem Magen, sondern auch Ihrer allgemeinen Gesundheit etwas Gutes.

Stress

Die heutige Gesellschaft ist geprägt von Hektik und dem Gefühl, abliefern zu müssen – dies führt zu Stress. Im ersten Moment treibt uns dieser zwar zu Höchstleistungen an, doch andauernder Stress belastet uns psychisch wie körperlich. Bei negativem Stress hält die Stresssituation nicht nur kurz an, unser Körper kann sich danach nicht regenerieren, er ist in Daueralarmbereitschaft. Das belastet auch unsere Verdauung, die nicht mehr reibungslos arbeiten kann. Die Folgen für unseren Verdauungstrakt können von Erkrankungen wie einem Reizdarmsyndrom bis hin zu einem Magengeschwür reichen. Aber aufgepasst: Auch Freizeitstress kann uns in eine Stresssituation versetzen, die körperlich die gleichen Symptome hervorruft, obwohl wir diesen Stress als positiv empfinden. Versuchen Sie daher, sich Momente für sich zu nehmen und Ihrem Körper auch mal eine Pause zu gönnen. Gewöhnen Sie sich an, jedes Essen in Ruhe zu genießen und es im Notfall lieber auf einen etwas späteren ruhigen Zeitpunkt zu verschieben. Das entlastet Ihren Magen zusätzlich enorm. Auf das Thema Stress und wie man ihn vermeiden kann, gehen wir im zweiten Teil des Buches noch näher ein (Seite 105).

Alkohol und Nikotin

Alkohol ist ein Nervengift, besonders bei übermäßigem Konsum ist er schädlich für unseren Körper. Seine Wirkung entfaltet sich zwar im Dünndarm, doch auch Magen und Speiseröhre nehmen bei einem erhöhten Konsum Schaden: Zu viel Alkohol kann dort zu Entzündungen führen. Im schlimmsten Fall, nämlich bei Alkoholikern, kann außerdem der Nährstoffbedarf nicht mehr gedeckt werden. Doch auch kurzfristig tut Alkohol unserem Magen nicht gut: Wer kennt nicht den unangenehmen Kater am nächsten Tag, der oft von Magenproblemen wie Sodbrennen bis hin zum Erbrechen begleitet wird. Das rührt daher, dass wir bei Alkoholkonsum mehr Magensäure produzieren, die dann unsere Schleimhäute angreift. Bei der alkoholischen Gärung werden nämlich Malein- oder Bernsteinsäuren gebildet. Wirken diese auf die Zellen ein, geben diese den Impuls, eine erhöhte Menge an Magensäure zu erzeugen. Zusätzlich verursacht Ethanol eine Beeinträchtigung der Funktion des Schließmuskels der Speiseröhre. Durch die geminderte Aktivität kann mehr Magensäure durchdringen und eventuell wieder in die Speiseröhre fließen, was eine Ursache für Sodbrennen wäre.

Viele Raucher sehen Zigaretten als angenehme Möglichkeit, ihr Gewicht zu halten beziehungsweise Gewicht zu verlieren. Beachten Sie jedoch, dass viele Raucher an Sodbrennen leiden, denn durch Rauchen können wir weniger saures Kohlenstoffdioxid ausscheiden, was eine chronische Übersäuerung fördert. Die überschüssigen Säuren beeinträchtigen zudem die Funktion von Enzymen sowie der Nährstoffverwertung. Dies bedeutet eine Einschränkung bestimmter Körperfunktionen, was sich in Symptomen wie Appetitlosigkeit, Übelkeit oder Immunschwäche äußern kann.

Umweltgifte

Umweltgifte wie Schwermetalle, Lebensmittelgifte, Pestizide oder Mikroplastik, aber auch Wohngifte wie Schimmelsporen, Lösungsmittel (z. B. Formaldehyd) und Weichmacher (z. B. Phthalate) sowie Hormone und Antibiotika, die in der Massentierhaltung eingesetzt werden und über den Konsum von Fleisch- und Milchprodukten den Weg in unseren Organismus finden, können unsere Gesundheit und vor allem auch unseren Verdauungstrakt langfristig schädigen. Das Schwermetall Blei nimmt dabei den Spitzenplatz ein und wird als das gefährlichste Umweltgift eingestuft. Es sind aber vor allem auch Wohngifte, die für dauerhafte Magen-Darm-Probleme sorgen, sowie Rückstände im Trinkwasser wie der Zuckerersatzstoff Acesulfam-K oder Medikamente (z. B. Diclofenac).

Magen und Gehirn im Wechselspiel

Wie hängt unser Magen mit unserem Gehirn zusammen? Und wie wirkt sich letztlich unsere Psyche auf unsere Magengesundheit aus?

Sind bei Magenproblemen alle möglichen physischen Ursachen durch eine Fachärztin oder einen Facharzt (etwa eine/n Internist/in) ausgeschlossen worden, kann ein psychosomatischer Zusammenhang in Betracht gezogen werden. Oftmals wird dabei eine Situation, die uns zunächst nur psychisch belastet, auf der Körperebene spürbar: Sie schlägt uns auf den Magen. Wie und weshalb diese Verbindung zwischen unserer Gefühlswelt und den Verdauungsorganen zustande kommt, werden wir uns nun genauer ansehen.

Alles eine Frage der Hormone?

Unser Bauchgefühl ist relativ spontan. Dank ihm merken wir sehr schnell, ob uns unser Gegenüber sympathisch ist oder nicht, ob man sich gut versteht oder nicht. Tatsächlich spielt die Chemie in unseren zwischenmenschlichen Beziehungen eine große Rolle: Hormone und andere körpereigene Botenstoffe beeinflussen unsere Gefühle, Gedanken, Einstellungen und dadurch auch unser Verhalten.

So finden 90 Prozent der Produktion des sogenannten Glückshormons Serotonin im Darm statt. Es ist ein Neurotransmitter und damit wichtig für unser zentrales und peripheres Nervensystem. Serotonin bringt uns in Zustände der Ruhe und Ausgeglichenheit und kann sich positiv auf Schlafstörungen, Stimmungsschwankungen oder Herz-Kreislauf-Erkrankungen auswirken. Ebenso hat der Botenstoff begünstigende Einflüsse auf das Gedächtnis, die Libido sowie das Essverhalten. Ein Ungleichgewicht des Serotoninhaushalts kann sich dagegen in Depressionen oder Panikstörungen äußern. Daran ersichtlich nimmt dieser Neurotransmitter eine wichtige Rolle in verschiedenen Prozessen ein. Insofern wirkt sich also eine einwandfreie Funktionalität des Darms auch positiv auf unsere Stimmung aus. Doch der Zusammenhang zwischen Verdauung und Psyche ist alleine mit der Produktion von Botenstoffen in den jeweiligen Organen noch nicht ausreichend erklärt. Daneben gibt es nämlich einen noch direkteren „Draht" zwischen unserem Gehirn und den Organen im Bauchraum.

Die Brücke zwischen Gehirn und Magen

Die Brücke bildet unser Zwischenhirn, welches unter anderem die Magentätigkeit steuert. Durch diese gut verdrahtete und relativ kleine Region werden die Hormone dirigiert.

Unser Körper unter Stress

Um zu verstehen, wie dies mit unserer Verdauung zusammenhängt, betrachten wir anhand eines Beispiels, wie unser Körper in einer Stresssituation reagiert.

Haben wir beispielsweise Angst vor Hunden und es kommt uns ein großer Schäferhund entgegen, signalisiert unser Gehirn sofort: Angst, Stress, Kampf oder Flucht. Das Zwischenhirn meldet dies an die Nebenniere, welche sodann die Produktion von Kortisol erhöht – eines unserer wichtigsten Stresshormone. Durch den gestiegenen Kortisolspiegel wird unsere Herzschlagfrequenz erhöht, dies führt wiederum zu einer schnelleren Atmung und unsere Muskulatur wird stärker durchblutet. All diese Prozesse, die quasi simultan ablaufen, bereiten unseren Körper darauf vor, im Notfall zu flüchten oder zu kämpfen. Seine Kräfte werden mobilisiert.

Diese Abwehrbereitschaft benötigt sämtliche Energiereserven unseres Organismus, die er dann aus dem Magen-Darm-Trakt abzieht. Unsere Verdauung verbraucht enorm viel Energie, sie verändert aber in einer Stresssituation wie der oben beschriebenen sofort den Bedarf und stellt energieintensive Prozesse ein, sodass die Nahrung erst mal nicht weitertransportiert wird. Die Folge kann Bauchdrücken oder Übelkeit sein, im Extremfall will der Körper die Nahrung sofort loswerden und führt Erbrechen oder Durchfall herbei.

Um diese Reaktionen auszulösen, ist es im Grunde egal, um was für eine Belastung es sich handelt. Es muss also keine physische Bedrohung vorliegen, vor der man tatsächlich weglaufen möchte, wie der angsteinflößende Hund. Stattdessen können auch beruflicher Stress, ein Trauerfall oder eine Trennung dafür verantwortlich sein. Je überraschender und

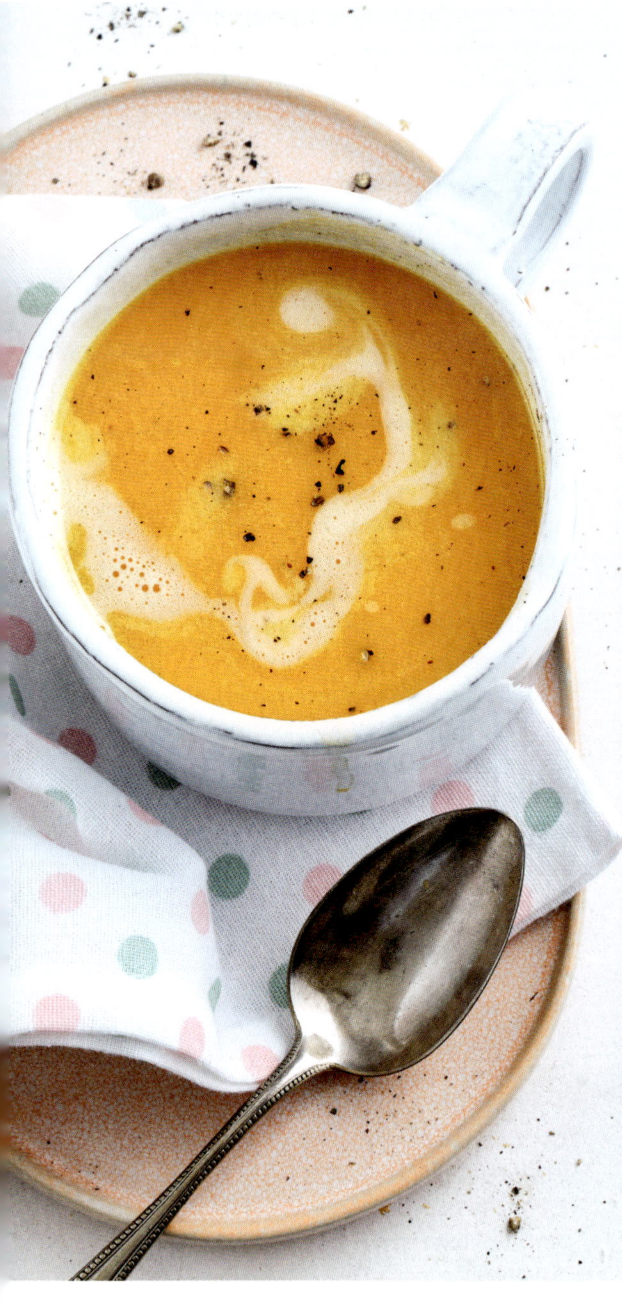

Milde Hokkaidosuppe

Zutaten für 4 Portionen
50 Min.

1 Hokkaidokürbis • 400 g Kartoffeln • 2 Schalotten • 2 EL Kokosöl • 1,5 l Gemüsebrühe • 500 ml Kokosmilch • Salz, Pfeffer • etwas gemahlene Muskatnuss

- Kürbis und Kartoffeln waschen und in grobe Stücke schneiden. Schalotten schälen und klein schneiden. Schalotten in einem Topf in Kokosöl 2 Min. anschwitzen. Kürbis und Kartoffeln unterrühren und alles zusammen weitere 2 Min. garen.

- Gemüsebrühe dazugeben, die Suppe zum Kochen bringen und 15–20 Min. garen. Kokosmilch und Gewürze dazugeben, die Suppe mit einem Pürierstab fein mixen und servieren.

Nährwerte pro Portion
›475 kcal ›9 g E ›32 g F ›35 g KH

unvorhergesehener das Ereignis eintritt, desto stärker fällt die Reaktion unseres Körpers darauf aus.

Magen und Gehirn beeinflussen sich wechselseitig

Es gibt also zwei Richtungen, über die unser Gehirn und unsere Verdauungsorgane miteinander kommunizieren: 90 Prozent des Informationsflusses vom Magen zum Hirn laufen über chemische Signale, also über Hormone und andere Botenstoffe, ab; umgekehrt lösen unsere Gedanken und Gefühle im Magen-Darm-Trakt Reaktionen aus. Wenn sich also vor Angst unser Magen zusammenkrampft, hat vermutlich das sogenannte Bauchhirn unsere Emotionen belauscht. Unser Denken bedingt unsere Gefühle und umgekehrt und kann dementsprechend auch körperliche Reaktionen auslösen. Insofern ist es nicht verwunderlich, dass sich unser Magen bemerkbar macht, wenn wir uns Sorgen machen.

Unser Bauchhirn

Wie eingangs bereits erwähnt, kommuniziert das in unserem Verdauungstrakt angesiedelte enterische Nervensystem (ENS), das aus 100–200 Millionen Nervenzellen besteht, über den Vagusnerv mit unserem Gehirn. Gleichzeitig funktioniert es aber auch vollkommen autonom und steuert unter anderem unsere Verdauungsvorgänge. Aufgrund seiner Unabhängigkeit und weil der Informationsfluss zum Gehirn so wichtig ist, bezeichnet man das ENS auch als „zweites Gehirn“ oder eben als „Bauchhirn“.

Regulation des ENS

Das ENS ist also fähig, vollkommen autonom zu arbeiten, dennoch wird es durch Sympathikus und Parasympathikus, Teile des vegetativen Nervensystems, von außen beeinflusst. Die beiden Gegenspieler ergänzen einander und ermöglichen dadurch eine feine Regulation der Organtätigkeit im gesamten Organismus, also auch der Verdauungsorgane.

Der Sympathikus wird aktiviert, sobald wir mit einer Stresssituation konfrontiert werden. Er blockiert dann den Parasympathikus, der für Regeneration sowie den Aufbau von Energiereserven sorgt und die Verdauung anregt. Die Aktivierung des Sympathikus in einer Belastungssituation sorgt also dafür, dass die Verdauungsprozesse verlangsamt werden oder sogar zum Erliegen kommen, wie es oben beschrieben ist.

Psychosomatische Symptome

Wie Sie sehen, nimmt alles, was wir denken und fühlen, unser Körper als Ganzes auf und reagiert darauf. Was sich im Gehirn abspielt, spiegelt sich in den gut integrierten Aktivitäten jeder Zelle wider und somit auch in der Bauchgegend. Daher geht auch Liebe durch den Magen oder wir bekommen keinen Bissen herunter vor Wut.

Häufig entstehen durch den Informationsfluss zwischen Gehirn und Magen-Darm-Trakt, ausgelöst durch negative Gefühle, psychosomatische Symptome.

Beispiele für psychosomatische Symptome:

- ein Kloß und/oder Druck im Magen
- Übelkeit
- verspannte Nackenmuskeln
- angespannte Kiefer- und/oder Schläfenmuskeln
- zusammengepresste Zähne und/oder Lippen
- verspannte Brust- und/oder Rückenmuskulatur
- flache Atmung
- Kopfschmerzen
- Schweißausbrüche
- Schlafstörungen

Einfluss auf unser Immunsystem

Sehr lange Zeit galt das Immunsystem in der Medizin als geschlossenes, sich selbst regulierendes System. Der Neurobiologe David Felten hat jedoch im Jahr 2000 entdeckt, dass zu jedem Organ des Immunsystems – zu denen auch der Darm zählt – Nervenfasern vom Gehirn führen. Chemische Botenstoffe (Neurotransmitter) bewirken über diese Verbindungen einen intensiven Informationsaustausch zwischen Gehirn und Immunsystem. Ist zum Beispiel die Kommunikation der Darm-Hirn-Achse gestört, wird auch die Darmflora beeinflusst. Der Darm beheimatet einen Großteil unserer Immunzellen. Durch die Störung des Informationsflusses und durch den ständigen Reiz von Emotionen und Stressempfinden kommt es oft zu einem Reizdarmsyndrom. Folglich können unsere Gedanken und Gefühle die Krankheitsabwehr beeinflussen, da entweder Glücksbotenstoffe oder Stressbotenstoffe ausgesendet werden. Und Stresssituationen wie die oben genannten, aber auch Einsamkeit können ebenso das Immunsystem schwächen. Sorgen wir also für ein intaktes, gutes Immunsystem, wird es auch unserem Magen-Darm-Trakt besser gehen. Und das können wir mit mehr Selbstfürsorge erreichen: Selbstfürsorge bedeutet ein achtsames Leben für unsere Psyche, gute, gesunde Ernährung und viel Bewegung in der freien Natur.

Magenbeschwerden – was steckt dahinter?

Gastritis, Reizmagen und andere Erkrankungen können hinter Beschwerden im Magenbereich stecken. Wie erkennen wir, welches Problem vorliegt?

Es gibt verschiedene Ursachen, die uns Schmerzen und Unwohlsein im Magen bereiten können. Die Krankheitsbilder sind dabei nicht so einfach voneinander zu unterscheiden. Dennoch möchten wir hier einen Überblick über die verschiedenen Krankheiten und ihre individuellen Symptome sowie über mögliche Behandlungsformen geben.

Gastritis

Als Gastritis bezeichnet man eine Magenschleimhautentzündung. Eine solche Entzündung tritt auf, wenn die Schleimhaut des Magens durch äußere oder innere Faktoren angegriffen und verletzt wird. Häufig fördern Stress, ein hoher Konsum von magenreizenden Lebensmitteln wie Kaffee, Cola, scharfes Essen und Zitrusfrüchte oder intensiver Sport die Entstehung einer Gastritis. Man unterscheidet je nach Länge der Beschwerden zwischen der akuten und chronischen Form.

Die akute Form

Bei einer akuten Gastritis ist meist eine eindeutige Ursache für die Symptome zu erkennen. Eine solche kann beispielsweise zu viel negativer Stress, hoher Alkoholkonsum oder eine Lebensmittelvergiftung sein. Die Symptome treten plötzlich und mit starker Intensität auf und können Magendruck, Völlegefühl, Übelkeit und Erbrechen umfassen. Die akute Gastritis diagnostiziert meist die Hausärztin oder der Hausarzt und kann sie symptomatisch auch effektiv behandeln. Tritt eine akute Gastritis immer wieder auf, sollte jedoch gründlicher nach Auslösern gesucht werden.

Die chronische Form

Die chronische Gastritis lässt sich in 3 Unterformen – je nach Ursache – gliedern: die Typen A, B und C (Seite 25). Dabei entwickeln sich die Beschwerden meist langsam und sind eher unspezifisch, wodurch sie deutlich schwerer zu entschlüsseln sind. Die Symptome treten über einen längeren Zeitraum immer wieder in wechselnder Intensität auf, und manche Menschen zeigen sogar gar keine. All dies gestaltet eine eindeutige Diagnose äußerst schwierig.

Bei Verdacht auf eine chronische Magenschleimhautentzündung empfiehlt sich die Überweisung an eine Gastroenterologin oder einen Gastroenterologen, welche etwa durch eine Magenspiegelung oder einen Helicobacter-pylori-Atemtest eine Diagnose stellen können.

Symptome

Die Symptome im Frühstadium sind Appetitlosigkeit, Sodbrennen, Druck im Oberbauch, Völlegefühl, Magenschmerzen nach dem Essen und Mundgeruch. Im weiteren Verlauf und bei der chronischen Form der Gastritis kann es zudem zu Brennen im Magen, einem säuerlichen Geschmack im Mund, starken Magenschmerzen nach den Mahlzeiten, Magenkrämpfen, Übelkeit, Hungerschmerzen, Rückenschmerzen, Blähungen und Durchfall kommen. Die chronische Form kann sich aber auch die meiste Zeit symptomarm zeigen und nur in Akutphasen stärkere Probleme machen.

Behandlung

Je nach Art und Fortschritt der Gastritis helfen unterschiedliche Maßnahmen, um sie in den Griff zu bekommen. Der wichtigste Teil bei der Behandlung ist immer eine Ernährungsumstellung. Dabei wird konsequent auf Lebensmittel, die den Magen reizen (Kaffee, scharfe Gewürze, Zitrusfrüchte, Hülsenfrüchte, Alkohol und Nikotin), verzichtet. Bei der akuten Gastritis empfiehlt sich eine strikte Schonkost, bestehend aus Haferschleim, Zwieback, wenig gewürztem Kartoffelbrei, Bananen und Kräutertee. Es kann während akuter Beschwerden auch hilfreich sein, sehr wenig zu essen oder vollständig zu fasten, um den Magen zu entlasten und dadurch den Heilungsprozess zu beschleunigen.

Daneben kann eine Veränderung des Lebensstils mit dem Ziel, Stress zu reduzieren und einen Ausgleich zu schaffen, bei jeder Form der Gastritis zur Verbesserung der Beschwerden führen.

Bei einer chronischen Gastritis kommt zur reinen Ernährungsumstellung noch eine medikamentöse Behandlung hinzu. Sobald festgestellt wurde, welche Ursachen der Erkrankung zugrunde liegen und welche Unterform vorliegt, können die Spezialistin oder der Spezialist oder auch die Hausärztin oder der Hausarzt Medikamente verschreiben und eine Ernährungsberaterin oder ein Ernährungsberater kann entsprechende Tipps zur Umstellung der Ernährung geben.

Hausmittel gegen Gastritis

Einige Hausmittel können die Beschwerden bei einer Gastritis effektiv lindern, ersetzen jedoch keine medikamentöse Behandlung, wenn diese von Ärztin oder Arzt angeraten wird.

- Dazu gehören magenfreundliche Tees (Kamillen-, Fenchel- oder Melissentee),
- Heilerde, die in Wasser aufgelöst getrunken wird (bindet die Magensäure),
- Natron (gegen Sodbrennen),
- Floh-, Chia- und Leinsamen (unterstützen durch Bildung von Schleimstoffen die Regeneration der Magenschleimhaut) sowie
- Grapefruit- und Cranberrysaft, Manuka-Honig, Brokkolisprossen, Zistrosentee und Kokosöl (helfen durch antibakterielle Wirkung gegen die Infektion mit Helicobacter-pylori-Bakterien).

Typ-A-Gastritis

Aufgrund der verschiedenen Auslöser für die diversen Gastritis-Typen verfolgt die medizinische Behandlung unterschiedliche Ansätze. Bei Typ-A-Gastritis – einer sehr seltenen Form – liegt der Erkrankung ein fehlerhaftes Immunsystem zugrunde, welches medizinisch nicht reparabel ist. Menschen mit diesem Typus der Gastritis müssen sich ihr Leben lang magenschonend ernähren, wobei säurehemmende Medikamente wie H2-Rezeptorblocker oder Protonenpumpeninhibitoren Linderung schaffen können.

Eine Folge der Typ-A-Gastritis ist außerdem häufig ein Vitamin-B_{12}-Mangel. Das gestörte Immunsystem bildet Antikörper, die sich gegen den Intrinsic Factor richten – ein körpereigenes Protein, das eine wichtige Rolle bei der Vitamin-B_{12}-Aufnahme aus der Nahrung spielt. Betroffenen Patienten muss das Vitamin regelmäßig gespritzt werden, um fatale Defizite zu vermeiden.

Typ-B-Gastritis

Bei der durch Helicobacter-pylori-Bakterien ausgelösten Typ-B-Gastritis ist eine medizinische Behandlung nicht unbedingt notwendig, bei starken Beschwerden jedoch zu empfehlen. Eine Übertragung der Bakterien erfolgt meist oral. Der Magenkeim kann sich schon früh unbemerkt in den Epithelzellen einnisten, die sich in der Magenschleimhaut befinden, wird aber meist erst zu einem späteren Zeitpunkt spürbar, wenn sich die Zellen entzünden. Ärztinnen und Ärzte raten meist zur Eradikationstherapie, bei der die schädlichen Bakterien durch eine Kombination aus Protonenpumpeninhibitoren und H2-Rezeptorblockern, die die Produktion von Magensäure drosseln, sowie Antibiotika bekämpft werden. Dies dauert zwischen 7 und 10 Tagen. Die Infektion sollte dann nach 4–6 Wochen ganz abgeklungen sein. Die Therapie ist mit einer 90-prozentigen Erfolgschance sehr effektiv und es kommt nur in wenigen Fällen zur Neuinfektion.

Typ-C-Gastritis

Der dritte Typ ist sehr verbreitet und wird durch schädliche chemische Mittel (Noxen) hervorgerufen. Die Behandlung ist entsprechend simpel: Magenreizende Medikamente oder andere Noxen (Nikotin oder Alkohol) werden abgesetzt oder zumindest vermieden. Sollten die Medikamente aus medizinischen Gründen nicht absetzbar sein, empfiehlt es sich, diese in Kombination mit einem Säurehemmer einzunehmen, um die Reizung der Magenschleimhaut zu minimieren.

Magengeschwür

Ein Magengeschwür ist eine tiefliegende Schädigung der Magenschleimhaut in Form von Wunden und Entzündungen, die durch den Kontakt mit Magensäure hervorgerufen werden. Stress, ein gestörter Schlafrhythmus, schlechte Essgewohnheiten sowie starker Alkohol- und Nikotinkonsum sind eindeutige Risikofaktoren. Es gibt aber auch medizinische Ursachen für ein Geschwür: Die häufige Einnahme von Medikamenten des Typs nichtsteroidale Antirheumatika (NSAR), wie Paracetamol oder Ibuprofen, kann die Magenschleimhaut langfristig reizen und schädigen, was sie anfälliger für ein Magengeschwür macht. Die häufigste Ursache ist allerdings eine chronische Typ-B-Gastritis (Seite 25), welche durch Helicobacter-pylori-Bakterien ausgelöst wird. Diese schwächen die Magenschleimhaut nachhaltig und verursachen kleine Risse, durch welche die Magensäure an die Magenwand gelangt und dort Entzündungen hervorruft.

Symptome

Typische Symptome sind Druck, Brennen oder Schmerzen im Oberbauch sowie Übelkeit und Erbrechen, Appetitlosigkeit, plötzliche Gewichtsabnahme und im Fall von inneren Blutungen auch Teerstuhl (schwarzer Stuhl). Bei einer sehr tiefen Wunde kann es im schlimmsten Fall zu einem Magendurchbruch kommen, bei welchem die Magenwand wortwörtlich aufbricht und der Mageninhalt in die Bauchhöhle gelangt, häufig gefolgt von einer Bauchfellentzündung.

Behandlung

Sollte das Geschwür durch eine chronische Gastritis verursacht worden sein, beginnt man die Behandlung mit einer Eradikationstherapie. Dabei werden Antibiotika, um die Bakterien abzutöten, und Säurehemmer, um der Schleimhaut eine Regenerationsmöglichkeit zu geben, kombiniert. Entstand das Magengeschwür allerdings als Folge einer Medikamenteneinnahme, werden die

Medikamente abgesetzt, stattdessen wird ein Säurehemmer verschrieben.

Ebenfalls ist eine Reduktion der Risikofaktoren angeraten (Stress, Konsum von Nikotin, Alkohol und besonders reizenden Lebensmitteln). Es empfiehlt sich, ein Ernährungstagebuch zu führen, da die auslösenden Speisen von Mensch zu Mensch verschieden sein können.

Magenkrebs

Magenkrebs wird von bösartigen Tumoren innerhalb des Magenschleimhautgewebes, meist im Drüsengewebe, verursacht. Jährlich erkranken in Deutschland etwa 15000 Menschen an Magenkrebs, etwa 70 Prozent davon sind Männer.

Häufig sind Vorerkrankungen des Magens Ursache von Magenkrebs. Besonders Menschen mit einer chronischen Gastritis (insbesondere Typ B, aber auch die Typen A und C), Magenpolypen (Ausstülpungen der Magenschleimhaut) oder einem Magengeschwür haben ein erhöhtes Magenkrebsrisiko. Neben einer genetischen Komponente beeinflusst aber auch der Lebensstil das Risiko. Der häufige Verzehr von fettigen, salzigen, gepökelten, geräucherten und stark zuckerhaltigen Lebensmitteln sowie übermäßiger Nikotin- und Alkoholkonsum können die Magenschleimhaut schädigen und anfälliger für Magenerkrankungen und Tumoren machen.

Symptome

Im Frühstadium verursacht der Tumor selbst häufig keine Symptome, weshalb die Krankheit meist erst in späteren Stadien diagnostiziert wird. Das vermindert wiederum die Heilungschancen. Beschwerden sind zu Beginn meist recht unspezifisch: Erkrankte fühlen sich müde, energielos und verlieren Gewicht ohne erkennbaren Grund. Zusätzlich können Appetitlosigkeit, Übelkeit, Druckgefühl im Oberbauch oder Mundgeruch hinzukommen.

Behandlung

Liegt der Verdacht auf eine Magenerkrankung vor, kann die Ärztin oder der Arzt vorsorglich durch eine Magenspiegelung und Gewebeprobe auf Tumoren testen. Wird Krebs diagnostiziert, so wird mit dem Staging begonnen, bei dem durch Folgeuntersuchungen das Stadium und die Ausbreitung der Krankheit erfasst wird.

Tumoren, die nur auf die Magenschleimhaut beschränkt sind, können noch während der Magenspiegelung entfernt werden. Wenn sie sich tiefer ausgebreitet haben, muss während einer Operation meist ein Teil des Magens oder sogar der ganze Magen inklusive Lymphknoten (teilweise auch die Milz und Teile der Bauchspeicheldrüse) entfernt werden. Eine Chemotherapie kann das Rückfallrisiko minimieren. Konnte der Tumor operativ nicht vollständig entfernt werden, bleibt eine solche Chemotherapie die einzige Behandlungsmöglichkeit.

Nach der Operation sollte bei Patienten der Vitamin-B_{12}-Spiegel im Blut überwacht werden. Manchmal kann nämlich der Intrinsic Factor nicht mehr ausreichend gebildet werden, der die Aufnahme von Vitamin B_{12} ermöglicht. Dadurch kann es zu einer Blutarmut kommen, die den Transport des Sauerstoffs im Blut einschränkt. Neben Müdigkeit oder Schwäche können Störungen des Nervensystems die Folge sein. Auch ein ausreichender Eisengehalt im Blut verhindert eine Blutarmut, welche oftmals durch die Chemotherapie hervorgerufen wird. Die Behandlung verursacht im Körper zusätzlich eine Blockade der Eisenaufnahme.

Nach der Entfernung von Teilen des Magens fällt es vielen Patienten schwer, sich an die neue Verdauung und Ernährungsform zu gewöhnen und eine ausreichende Kalorienzufuhr zu sichern. Hier empfiehlt sich enger Kontakt zu Fachleuten wie Ernährungsberater/-innen und Ernährungstherapeut/-innen, um die Umgewöhnung zu unterstützen und einer drohenden Mangelernährung vorzubeugen.

Reizmagen

Reizmagen – auch als funktionelle Dyspepsie oder nervöser Magen bekannt – ist eine Störung der Magenfunktion, bei der es zu Beschwerden wie Druck im Oberbauch, Magenschmerzen oder Übelkeit kommen kann. Weitere Symptome sind Völlegefühl, Appetitlosigkeit, Blähungen und Sodbrennen. Typisch für einen Reizmagen ist, dass die Ärztin oder der Arzt keine organischen Ursachen feststellen kann und die Beschwerden über mindestens 3 Monate kontinuierlich immer wieder auftreten. Der Reizmagen tritt auch häufig in Kombination mit anderen Verdauungsstörungen wie einem Reizdarmsyndrom auf.

Diagnose & Ursachen

Da sich das Reizmagensyndrom dadurch auszeichnet, dass keine andere bekannte Erkrankung den Beschwerden zugrunde liegt, wird bei der Diagnose auf ein Ausschlussverfahren zurückgegriffen: Dabei werden Krankheiten wie ein Magengeschwür, die Refluxkrankheit, Gallensteine und eine Bauchspeicheldrüsenentzündung ausgeschlossen. Ebenso können bestimmte Medikamente die Magenschleimhaut reizen und zu ähnlichen Beschwerden führen. Erst wenn also all diese Auslöser ausgeschlossen sind, kann man die Diagnose eines Reizmagens stellen.

Natürlich hat aber auch ein Reizmagensyndrom seine Ursachen, die sowohl medizinischer Natur sein als auch aus einem gewissen Lebensstil bestehen können. Menschen mit einem Reizmagen haben häufig ein sehr empfindliches Nervensystem im oberen Magen-Darm-Trakt, was zu einer Überempfindlichkeit des Magens vor allem gegenüber Magensäure führt und schnell Symptome des

Unwohlseins hervorrufen kann. Ebenso kann eine Störung der Magenbeweglichkeit eine Ursache für einen Reizmagen sein, wenn diese nicht ausgeprägt ist und die Nahrung dadurch zu lange im Magen verbleibt. In den Magen fließende Gallenflüssigkeit ist ein weiterer Auslöser. Ein Reizmagen kann aber auch durch Stress und Schlafmangel hervorgerufen werden. Und dann ist da noch eine ungünstige Ernährung zu nennen: Der übermäßige Konsum von Fett, Zucker, Koffein, Alkohol und Nikotin sind Hauptverursacher eines Reizmagensyndroms.

Behandlung

Die Behandlung erfolgt in 3 Stufen: In einer ersten Stufe wird der Lebensstil der Patienten durch Reduktion von privatem und beruflichem Stress sowie durch einen Ausgleich über sportliche Betätigung geändert. Auch können sich psychotherapeutische Behandlungen positiv auswirken und zur Entspannung führen.

In der zweiten Stufe wir die Ernährung der Patienten geändert. Hierbei empfiehlt es sich, ein Ernährungstagebuch (Seite 48) zu führen, um Nahrungsmittel zu identifizieren, welche Auslöser für die Beschwerden sein können. Generell wird der Verzicht auf sehr fettige oder blähende Nahrungsmittel nahegelegt. Gegen das Völlegefühl helfen meist mehrere kleine Mahlzeiten, die über den Tag verteilt zu sich genommen werden. Auch ein Besuch bei einer Ernährungsberaterin oder einem Ernährungsberater kann ratsam sein, um bestimmte Lebensmittel auszuschließen oder hinzuzufügen.

Die dritte Stufe ist die medikamentöse Behandlung des Reizmagens. Hierbei stützt man sich vor allem auf Prokinetika, die die Magenbeweglichkeit fördern, Protonenpumpeninhibitoren und H2-Blocker, welche die Säureproduktion im Magen vermindern, sowie pflanzliche Wirkstoffe wie beispielsweise Iberogast.

Werden Sie aktiv!

Es können also verschiedene Ursachen hinter Ihren Beschwerden stecken, doch unabhängig von der individuellen Diagnose und abgesehen von einer eventuell notwendigen Medikation machen Sie mit diesen drei einfachen Maßnahmen nichts verkehrt. Werden Sie gleich heute aktiv und unterstützen Sie Ihren Magen bei der Heilung.

Ruhen Sie und schonen Sie sich:

Das bedeutet, dass Sie Stress vermeiden und besonders auf Ihr psychisches Wohlbefinden achten sollten. Auch so unterstützen Sie Ihren Magen, schließlich sind Psyche und Magen eng miteinander verknüpft.

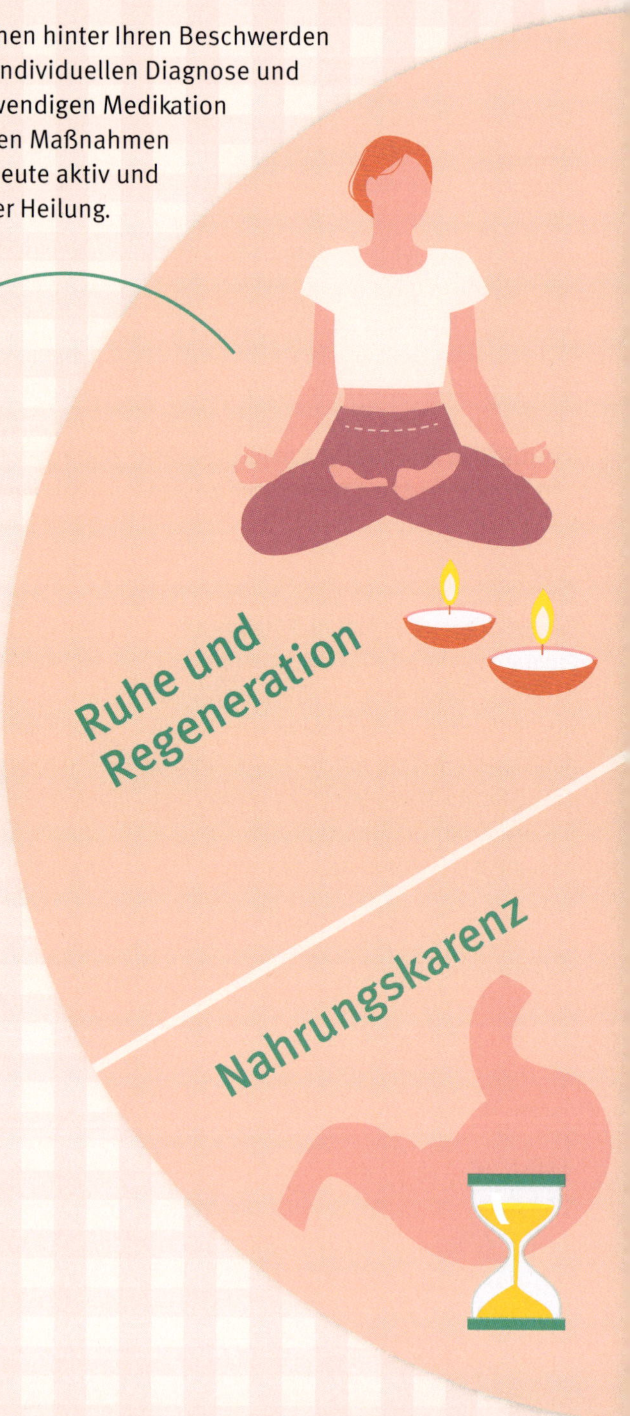

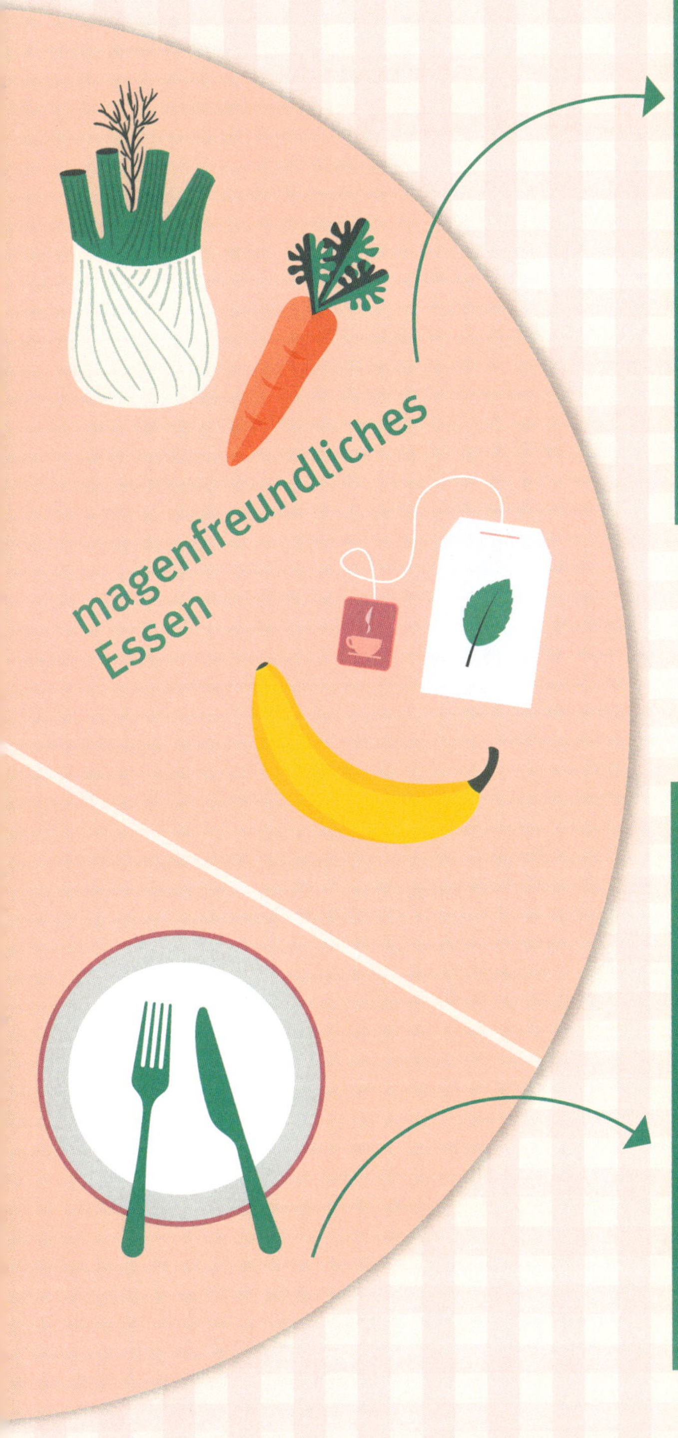

Achten Sie auf eine magenfreundliche Ernährung:

Um Ihren Magen zu schützen, achten Sie auf eine magenschonende Kost (viel Gemüse, wenig scharfe Gewürze, kein Alkohol oder Nikotin), die Ihren Magen nicht übermäßig beansprucht, sondern vielmehr eine wohltuende Wirkung zeigt. Mehr dazu finden Sie in den folgenden Kapiteln.

Nahrungskarenz bei akuten Beschwerden:

Der komplette Verzicht auf Nahrung lässt den Magen erst einmal zur Ruhe kommen und sich regenerieren. Sie schaffen so eine Art Neuanfang für Ihren Magen. Wenn Sie im Anschluss wieder langsam magenschonende Kost zu sich nehmen, ist er dafür auch wieder bereit.

Magenfreundliche Kost

Unser Magen ist ein Organ mit Charakter, das weiß, was es will. Manche Speisen und Zubereitungsarten sollten wir ihm ersparen, andere unterstützen seine Gesundheit.

Egal unter welchen Beschwerden Sie leiden, eine magenfreundliche Ernährung ist immer ratsam und niemals schädlich. Denn der Magen verdaut die Lebensmittel, die wir ihm im Laufe des Tages zuführen, natürlich nicht einfach klaglos, er reagiert auch darauf. Magenschonende Kost hilft ihm dabei, seinen Aufgaben ungestört nachgehen zu können, ungünstige Speisen können dagegen Beschwerden hervorrufen oder diese verschlimmern. Welche Lebensmittel gehören zu welcher Kategorie und auf welche Weise bereitet man gesunde so zu, dass sie besonders bekömmlich sind?

No-Go-Lebensmittel

Bei der bisherigen Lektüre haben Sie sicher schon bemerkt, dass es einige Lebensmittel gibt, die unser Magen überhaupt nicht mag und auf deren vermehrten Konsum er häufig mit Beschwerden wie Sodbrennen reagiert. Im schlimmsten Fall können sich durch eine dauerhaft falsche Ernährung ernsthafte Krankheiten wie eine Gastritis oder ein Magengeschwür herausbilden. Das liegt daran, dass diese Lebensmittel die Magensaftproduktion ankurbeln oder auch den pH-Wert der Magensäure negativ beeinflussen. Fassen wir die ungünstigen Lebensmittel und Genussmittel noch einmal zusammen:

Meiden sollten Sie grundsätzlich:

- Genussmittel wie Kaffee, Schwarztee, Alkohol und Nikotin
- scharfe Gewürze
- blähende Lebensmittel (z. B. Kohl und Hülsenfrüchte)

- sehr fettige Lebensmittel (z. B. Nüsse in größeren Mengen)
- säurereiche Säfte (z. B. Orangen-, Grapefruit- und Apfelsaft)
- Limonaden

Diese Zubereitungsarten können dem Magen Probleme bereiten:

- scharfes Anbraten mit viel Fett
- geräucherte oder frittierte Speisen
- sauer eingelegte Lebensmittel
- Rohkost (kann gut oder schlecht verträglich sein)

Nahrung für den Magen

Leiden Sie unter akuten Magenproblemen, empfiehlt sich eine Schonkost aus Haferbrei mit Wasser, Zwieback, wenig gewürztem Kartoffelbrei, Bananen, weich gekochten Eiern, gedünstetem Gemüse, Gemüsebrühe und Kräutertees. Es kann auch hilfreich sein, sehr wenig zu essen oder ganz zu fasten (Seite 50). Wenn der Magen nämlich nicht damit beschäftigt ist, Nahrung weiterzuleiten, kann er sich regenerieren.

Leiden Sie momentan unter keinen Beschwerden, wissen aber, dass Ihr Magen empfindlich reagiert, beugen Sie durch eine Ernährungsumstellung mit magenfreundlichen Lebensmitteln vor. Auf den folgenden Seiten lernen Sie, worauf es dabei ankommt, welche Zubereitungsmethoden bekömmlich sind und welche Lebensmittel Ihrem Magen guttun.

Basische Ernährung

Durch eine Umstellung auf eine basische Ernährung schützen Sie sich vor Übersäuerung. Eine solche Ernährung besteht zum Großteil aus Lebensmitteln mit einem negativen PRAL-Wert (potential renal acid load), welcher die potenzielle Säurebelastung von Lebensmitteln angibt. Besonders geeignet sind alle Arten von Obst und Gemüse – besonders Spinat, Sojabohnen, Bananen, Kartoffeln – sowie viele frische Kräuter als Ersatz für scharfe Gewürze. Auch Milchprodukte wie Molke, Kefir und Joghurt sowie bestimmte Getreidearten wie Hirse, Hafer und Buchweizen sind geeignet, sollten aber nicht zu häufig gegessen werden, da sie leicht säurebildend sind.

Mikronährstoffe

Neue Studien zeigen, dass Mikronährstoffen eine wichtige Rolle bei der Prävention und Bekämpfung von Gastritis zukommt:

- Magensäure enthält einen hohen Anteil an Vitamin C, welches die Energieversorgung von schädlichen Bakterien hemmt.
- Folsäure, Beta-Carotin, Zink und Vitamin A unterstützen die Abwehrsysteme der Magenschleimhaut.
- Omega-3-Fettsäuren wirken antientzündlich und immunstärkend.
- Flavonoide und Sulfide hemmen das Bakterienwachstum.
- Polyphenole und Sulforaphan haben eine natürliche antibiotische Wirkung.
- Antioxidantien wie Selen schützen vor oxidativen Schäden der Magenschleim-

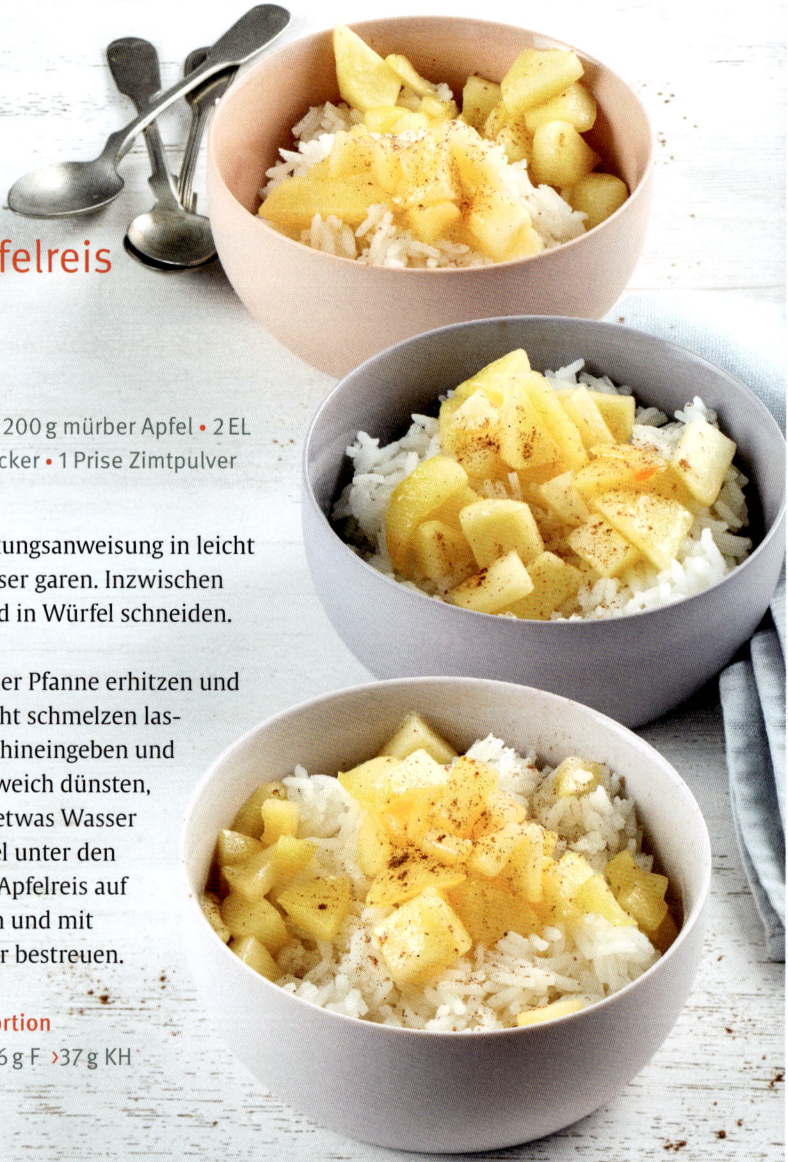

Süßer Apfelreis

Für 4 Portionen
30 Min.

150 g Reis • Salz • 200 g mürber Apfel • 2 EL Speiseöl • 2 TL Zucker • 1 Prise Zimtpulver

- Reis nach Packungsanweisung in leicht gesalzenem Wasser garen. Inzwischen Apfel schälen und in Würfel schneiden.

- Speiseöl in einer Pfanne erhitzen und Zucker darin leicht schmelzen lassen. Apfelwürfel hineingeben und im eigenen Saft weich dünsten, bei Bedarf noch etwas Wasser hinzufügen. Apfel unter den Reis heben. Den Apfelreis auf Schalen verteilen und mit etwas Zimtpulver bestreuen.

Nährwerte pro Portion
›215 kcal ›4 g E ›6 g F ›37 g KH

haut, welche durch die Einnahme von bestimmten Medikamenten verursacht werden können.

- Vitamin B_5 unterstützt die Reparaturprozesse der Magenschleimhaut.
- Kohlensäurearmes Heilwasser können Sie zusätzlich zu stillem Wasser und Tee trinken. Es enthält viele Mineralien und Spurenelemente und kann bei entsprechend höherem Gehalt an Natriumhydrogenkarbonat auch überschüssige Magensäure binden.

Doch nicht nur bei Gastritis ist eine Versorgung mit allen Mikronährstoffen wichtig, auch beim Reizdarm kann es zu einem Mangel kommen, was bestehende Erkrankungen wiederum verschlimmert. Dagegen können Mikronährstoffe aktiv gegen Entzündungen im Körper wirken. Das heißt, auch entzündliche Darmerkrankungen profitieren von einer ausreichenden Versorgung mit Mikronährstoffen.

Während alle Mikronährstoffe bei einer ausgewogenen Ernährung zugeführt werden, empfehlen sich für Menschen, die ihre Ernährung nicht umstellen können, natürliche Nahrungsergänzungsmittel. Sprechen Sie mit Ihrer Ernährungsberaterin oder Ihrem Ernährungsberater oder mit Ihrer Ärztin oder Ihrem Arzt, um eine sinnvolle Dosierung zu finden.

Magenschonende Zubereitung

Diese Zubereitungsmethoden und Tipps schonen unseren Magen:

- Blanchieren: Zartes Gemüse, das Biss behalten soll, wird kurz in reichlich Salzwasser gekocht, dann in kaltem Wasser abgeschreckt.
- Dünsten/schonendes Garen: Knackigeres Gemüse wie Kohlrabi, Karotten und Brokkoli wird mit wenig Fett und etwas Wasser oder Brühe bei schwacher Hitze gegart.
- Dämpfen/Dampfgaren: Zartes Fleisch, Fisch oder festeres Gemüse lässt man in einem Sieb oder Dämpfeinsatz zugedeckt über kochendem Wasser oder Brühe gar ziehen.
- Garen Sie in Alufolie wie beim leckeren Folienfisch mit Gemüse und Kartoffeln (Seite 92).
- Verwenden Sie wenig Fett, bevorzugen Sie pflanzliche Öle.
- Servieren Sie die Speisen weder extrem heiß noch kalt.
- Nehmen Sie kleine Portionen zu sich.
- Kümmel oder Kreuzkümmel machen Speisen leichter verdaulich.

10 Lebensmittel für einen entspannten Magen

Haben Sie diese Nahrungsmittel am besten immer in Ihrem Vorratsschrank – sie sorgen mit ihren wertvollen Inhaltsstoffen für einen rundum zufriedenen Magen.

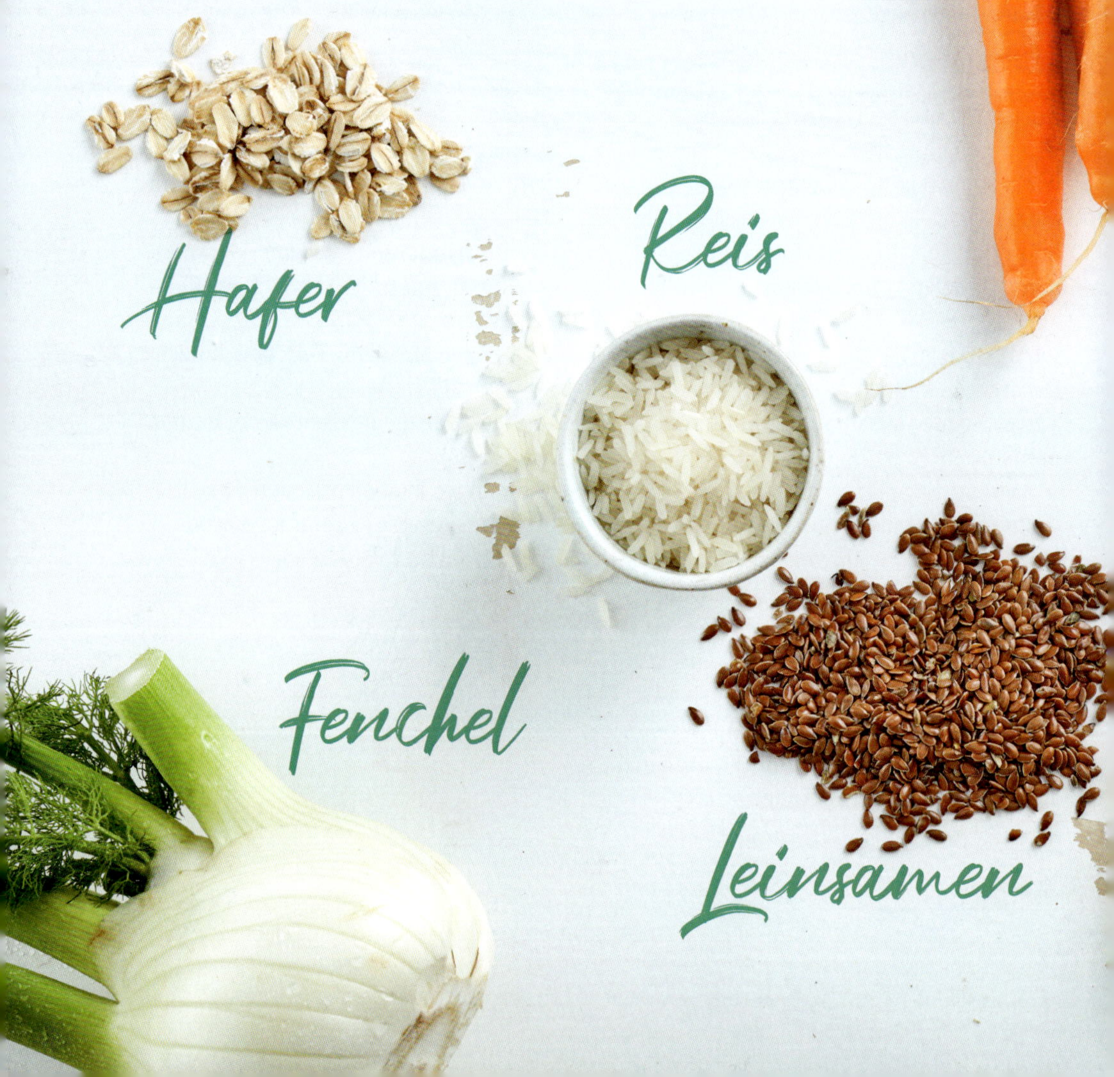

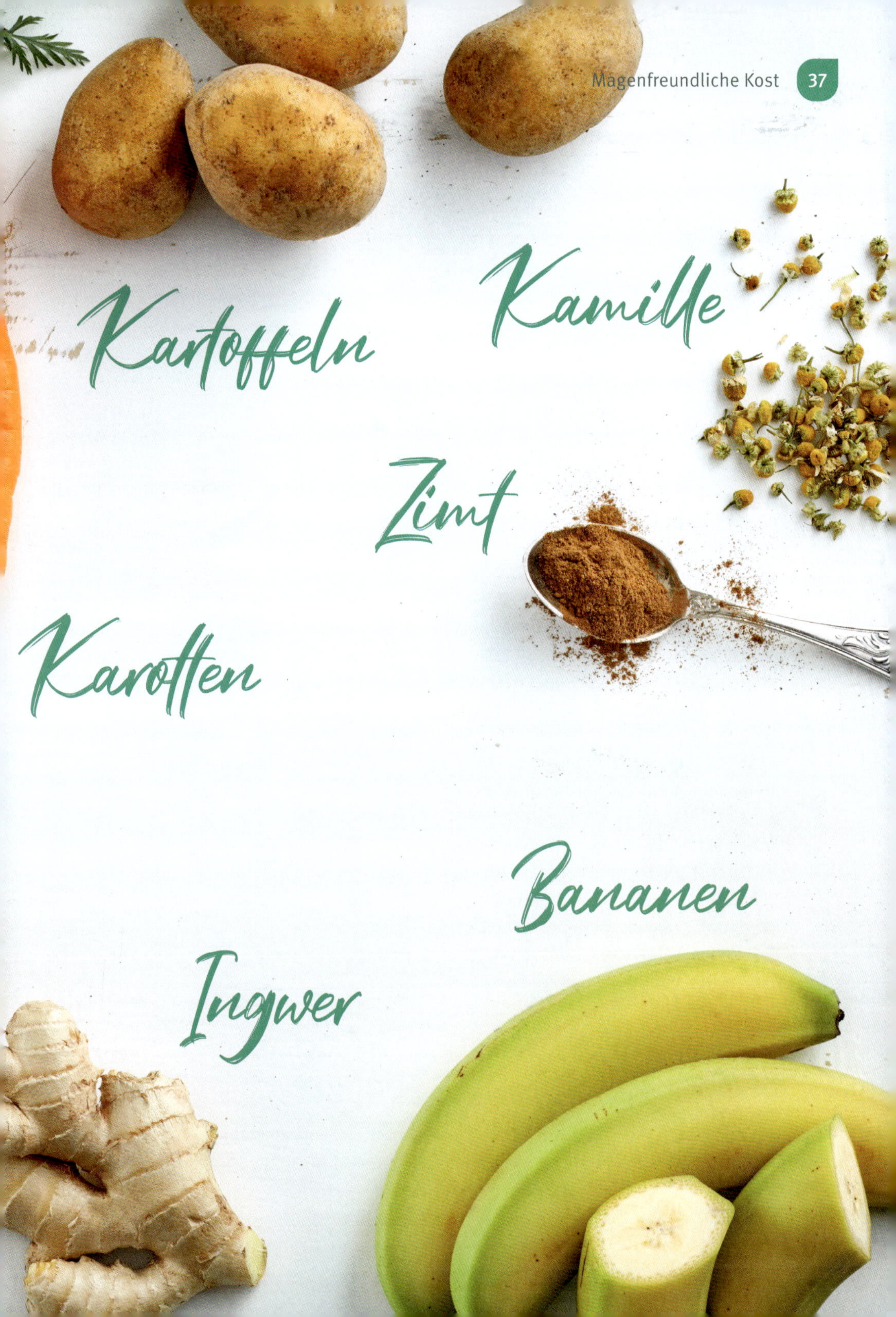
Kartoffeln
Kamille
Zimt
Karotten
Bananen
Ingwer

Die Top-10-Lebensmittel im Überblick

Diese 10 unschätzbaren Lebensmittel, die Sie auf der vorhergehenden Seite auch abgebildet sehen, unterstützen Ihren Magen zuverlässig, beugen Beschwerden vor oder lindern diese sogar.

Hafer

Hafer ist besonders als wärmender Porridge oder im Müsli beliebt. Auch unter Sportlern findet er häufig Verwendung, denn obwohl Haferflocken pro 100 g nur 370 kcal mitbringen, enthalten sie 13 g Eiweiß und 5 g Ballaststoffe. So sorgen sie für eine gute Sättigung, welche gerade zu Beginn des Tages wichtig ist, und dadurch ist auch unser Blutzuckerspiegel keinen starken Schwankungen unterworfen.

Doch ganz abgesehen von seiner Leistung als gesunder Sattmacher beruhigt Hafer auch den Magen: Er schützt durch den hohen Anteil an Ballaststoffen und das enthaltene Klebeeiweiß die Schleimhaut unseres Magens vor dem sauren Magensaft. Wichtig ist dabei, dass Sie die Hafergerichte wenig würzen und bei akuten Beschwerden kleinere Portionen zu sich nehmen.

Leinsamen

Leinsamen zählen inzwischen neben Avocado und anderen Lebensmitteln mit besonderen Inhaltsstoffen zu den sogenannten Superfoods. Und das ist auch berechtigt: Sie bestehen zu 25 Prozent aus Ballaststoffen und fördern damit unsere Verdauung. Wichtig ist, dass Sie dazu ausreichend Wasser zu sich nehmen, denn Leinsamen sind sehr quellfähig und binden dadurch das Wasser in unserem Körper. Ist davon nicht ausreichend vorhanden, kann es zu Verstopfungen kommen.

Für unseren Magen sind Leinsamen besonders wertvoll: Sie schützen durch den Schleim, den sie im Magen bilden, unsere Magenschleimhäute, was besonders bei Reizmagenpatienten nützlich sein kann. Darüber hinaus sind in Leinsamen und insbesondere in Leinöl die wertvollen Omega-3-Fettsäuren EPA und DHA enthalten, welche entzündungshemmend wirken. Leinsamen und ihr Öl lassen

Vorsicht mit Vollkorn

Wem die Verdauung von Ballaststoffen schwerfällt, sollte zu hellem Reis greifen. Obwohl Vollkornreis oder Wildreis gemeinhin als gesünder gelten und mehr Nährstoffe enthalten, können Vollkornprodukte für Menschen mit einem empfindlichen Verdauungssystem, besonders in Beschwerdesituationen, problematisch sein. Sie sollten sich dann langsam an Vollkornprodukte gewöhnen und diese während akuten Beschwerdesituationen eher ganz meiden.

sich wunderbar ins Müsli oder in einen Brotteig mischen.

Reis

Ein typisches Hausmittel, welches übrigens auch in der traditionellen chinesischen Heilmedizin verwendet wird, ist der Reis. Er ist reich an gut verwertbaren Kohlenhydraten und sättigt dadurch lange. Bei einer verstärkten Magensäureproduktion wirkt er regulierend und sogar Durchfallsymptome kann er verbessern. Wenn Sie Ihrem Magen etwas Gutes tun möchten, bereiten Sie doch auch mal ein Gericht mit Reis zu, als Beilage bietet sich Fenchelgemüse an (Seite 59).

Fenchel

Ursprünglich kommt die aromatische Knolle aus Vorderasien und dem Mittelmeerraum. Dort wird Fenchel in der Küche als Gemüse eingesetzt. Auch Hildegard von Bingen (Seite 57) sah in ihrer Heilkunde Fenchel als universales Heilmittel an – besonders bei Magen- und Darmbeschwerden. Fenchel wirkt krampflösend, gegen Sodbrennen, einen übersäuerten Magen sowie Blähungen. Seine wohltuende Wirkung ist auf die enthaltenen ätherischen Öle zurückzuführen, außerdem liefert er viel wertvolles Kalzium, sowie die Vitamine A, C und E, Folsäure, Eisen, Magnesium und Kalium.

Fenchel kann roh in Salaten oder auch gegart als Beilage eingesetzt werden. Auch sehr beliebt ist die Verwendung von Fenchelsamen etwa in Brot oder als Tee. Sie kennen vielleicht den Fencheltee als altbewährtes Hausmittel gegen Magen-Darm-Beschwerden.

Kartoffeln

Als basisches Nahrungsmittel schützen auch Kartoffeln unsere Magenschleimhaut und sorgen damit für einen ruhigen Magen. Der Verzehr empfiehlt sich besonders bei einem übersäuerten Magen oder bei Sodbrennen. 100 g Kartoffeln verbuchen auch nur 70 kcal, 14 g Kohlenhydrate und 2 g Ballaststoffe. Besonders magenfreundlich sind Pellkartoffeln oder Kartoffelbrei, sie sollten aber nicht zu stark gewürzt sein.

Karotten

Karotten, Möhren, gelbe Rüben: Jeder nennt sie anders. Ursprünglich kommt das beliebte Wurzelgemüse aus Südeuropa und Asien und wurde schon in der Antike als Heilpflanze eingesetzt. Die erste Assoziation, die viele mit Karotten verbinden, ist vermutlich, dass sie gut für die Augen sind. Und das stimmt auch: 100 g Karotten enthalten 9,8 mg Beta-Carotin, das eine Vorstufe von Vitamin A ist. Dieses hilft, dem Nachlassen der Sehschärfe entgegenzuwirken.

Warum aber sind Karotten gut für die Verdauung? Einerseits binden sie durch ihren hohen Pektingehalt Wasser. Ihr Verzehr empfiehlt sich daher bei Durchfall. Außerdem kann frisch gepresster Karottensaft Säure im Magen binden und bei Sodbrennen helfen. Als Gemüse sollten Sie Karotten kochen, da sie sonst eher schwer bekömmlich sind. Bei Verstopfungen sollte man sie ganz meiden. Probieren Sie eine leicht gewürzte Karottensuppe (Seite 77).

Bananen

Die Banane ist der klassische Snack für unterwegs. Besonders beliebt ist sie bei Sportlern – sei es auf einer Fahrrad- oder Wandertour. Sie hat einen hohen Kaliumgehalt, der einen rasanten Blutzuckerspiegelanstieg verhindert.

Zusätzlich sind Bananen ideal bei Magen-Darm-Beschwerden, da sie die Darmfunktionen, insbesondere bei Durchfall, regulieren. Wenn Sie unter Sodbrennen leiden, gleichen Bananen den zu sauren pH-Wert des Magensafts aus. Interessant ist auch, dass sich der Nährstoffgehalt von Bananen mit der Reife ändert: Je reifer sie werden, desto mehr Fructose enthalten sie und umso weniger Stärke. Der Mikronährstoffgehalt bleibt jedoch trotz der Veränderung der Zusammensetzung gleich. Dennoch werden reife Bananen für Menschen mit Magenbeschwerden empfohlen, da sie gut sättigen und die Magenschleimhaut wenig reizen. Auf der anderen Seite sollte man sie aufgrund ihres hohen Zuckergehalts nicht auf nüchternen Magen essen. Bei Reizdarm werden dagegen eher unreife Bananen mit geringerem Fructosegehalt empfohlen. Das Fazit ist klar: Ob im Müsli oder als Snack zwischendurch, die Banane tut Ihrem Magen nur wohl!

Kamille

In beinahe jedem Magentee findet sich Kamille. Dies liegt vor allem an ihren entzündungshemmenden ätherischen Ölen. Echte Kamille wird daher auch bei Reizmagen, Gastritis, Sodbrennen oder Magengeschwüren verwendet. Sie wirkt außerdem krampflösend und regt die Darmbewegung an.

Bevor Sie sich jetzt jedoch einen Tee zubereiten, greifen Sie lieber zu hochdosierten Extrakten aus der Apotheke, denn damit erzielen Sie die beste Wirkung. Oder probieren Sie es mit einer Rollkur, bei der mehrmals am Tag ein stark konzentrierter Kamillentee (3-fache Dosis) auf leeren Magen getrunken wird. Im Anschluss rollen Sie sich auf dem Boden hin und her, damit sich der Tee gleichmäßig im Magen verteilt und so alle Ecken der Magenschleimhaut erreicht werden.

Zimt

Ob Cassia oder Ceylon: Zimt wird nicht nur nachgesagt, dass er den Blutzuckerspiegel regulieren kann, er tut auch dem Magen gut. Als Tagesdosis wird ½ TL Zimtpulver empfohlen, dieses lässt sich gut zu Getränken und verschiedenen Speisen zugeben. Verantwortlich für seine positive Wirkung sind die enthaltenen ätherischen Öle, Gerbstoffe, Cumarine und Terpenoide. Zimt löst Krämpfe im Magen und fördert die Magen-Darm-Aktivität. Er unterstützt dadurch eine aktive Verdauung und wirkt somit gegen Appetitlosigkeit, Völlegefühl und Blähungen. Hinzu kommt seine antibakterielle Wirkung, die auch die Vermehrung von Pilzen im Verdauungstrakt hemmt.

Ingwer

Sein Geschmack ist nicht jedermanns Sache, dennoch ist Ingwer besonders in der Erkältungssaison gefragt. Die besonderen Wirkstoffe der Wunderknolle finden sich in seinen ätherischen Ölen in Form von Terpenen wieder. Limonen wirkt dabei gegen Sodbrennen, Pinen ist antibakteriell und entzündungshemmend. Ingwer hilft aber auch bei Völlegefühl und Blähungen, denn er regt die Verdauung an. Sein Geschmack wird im asiatischen Raum sehr geschätzt, dort wird das Gewürz gerne in der Küche eingesetzt, beispielsweise in Currys oder Tees.

Sie leiden unter Reiseübelkeit? Auch hier kann Ingwer Abhilfe schaffen, da seine Inhaltsstoffe Übelkeit vermindern. Auch vielen Krebspatienten, die eine Chemotherapie machen, wird Ingwer gegen die Übelkeit empfohlen, auch wenn die Datenlage hier noch nicht abschließend geklärt ist. Seit Jahren wird hierzu geforscht, da dies aber fast ausschließlich an Zellkulturen oder Kleintieren geschieht, lässt sich nicht eindeutig auf eine Wirkung beim Menschen schließen.

Wenn Sie das nächste Mal an Blähungen, Völlegefühl oder Übelkeit leiden, probieren Sie eine Tasse Ingwertee. Schälen Sie dazu ein Stück Ingwer, gießen Sie es mit heißem Wasser auf und trinken Sie den Tee in kleinen Schlucken.

Achtung bei Sodbrennen Nutzen Sie die Inhaltsstoffe von Ingwer gegen Übelkeit, aber meiden Sie ihn bei Sodbrennen und zu viel Magensäure. Wenn Sie schon an Sodbrennen oder einem übersäuerten Magen leiden, verzichten Sie lieber komplett auf den Verzehr der aromatischen Knolle, denn Ingwer ist ein Scharfmacher und steigert somit die Produktion der Magensäure.

Vorbeugeplan – Notfälle vermeiden

Mit diesen Tipps und Übungen bereiten Sie sich auf wichtige Ereignisse oder stressige Situationen vor, die Ihnen womöglich auf den Magen schlagen könnten.

Was uns Stress, Unruhe und damit auch unangenehme Magenprobleme bereitet, ist individuell verschieden. Dennoch lassen sich einige Situationen nennen, die bei den meisten von uns für Aufregung sorgen. Sie bereiten unserem ganzen Organismus und damit auch unserem Magen Stress und können so zu Beschwerden führen. So weit muss es aber erst gar nicht kommen, wenn Sie ein paar Tipps und Tricks beachten, die wir Ihnen in diesem Kapitel mit auf den Weg geben möchten.

Triggernde Ereignisse

Sehen wir uns zunächst einmal an, was das für Ereignisse sind, die häufig Stress in uns auslösen. Natürlich ist dies nur eine kleine Auswahl aus zahlreichen Umständen, die wir mit Stress verbinden können – jeder empfindet andere Situationen als belastend.

Prüfungssituation

Nervös vor einer Prüfung zu sein, ist vollkommen normal. Besonders unangenehm ist dies jedoch, wenn eine zusätzliche Belastung hinzukommt, weil der Magen unruhig reagiert. Das kann gerade in Prüfungssituationen unpassend sein. Schließlich möchte niemand morgens früher als gewöhnlich aufstehen müssen, um Magen und Darm erst einmal zu beruhigen.

Familientreffen

Das nächste Familientreffen steht an, am besten auch noch mit den anstrengenden Schwiegereltern. Und natürlich möchten wir einen guten Eindruck hinterlassen.

Daher machen wir uns Gedanken: Was mitbringen? Was anziehen? Sie kennen das? Wie geht Ihr Magen mit einer solchen Situation um?

Urlaub

Eigentlich sollte ein Urlaub Entspannung und Erholung bringen, doch nur zu oft schlägt das ins genaue Gegenteil um. Darunter kann nicht nur unsere Psyche, sondern auch unser Magen leiden. Vor dem Urlaub müssen häufig noch Vorbereitungen getroffen werden, in der Arbeit wird man 2 Wochen fehlen und viele Kollegen haben vorher noch ein wichtiges Anliegen. Doch auch während des Urlaubs ist es schwierig, alle zufriedenzustellen – gerade mit der Familie: Man selbst möchte am liebsten nichts tun und den Pool genießen. Die Kinder sehen das selbstverständlich ganz anders und wollen bespaßt werden.

Ausnahmezustand

Einschneidende Erlebnisse wie ein Umzug, eine Trennung oder ein Trauerfall können uns oft über einen längeren Zeitraum beschäftigen. Ein Umzug bringt vor allem viel zusätzliche Arbeit mit sich, die erledigt werden muss. Trennungen und Trauer belasten dagegen vor allem psychisch. Wenn Sie einen empfindlichen Magen haben, wird er auf solche Situationen besonders sensibel reagieren. Vielleicht bleibt Ihnen sogar komplett der Appetit weg. Jeder reagiert unterschiedlich auf Stresssituationen – so auch jeder Magen. Im Folgenden wollen wir Ihnen dabei helfen, besser mit solchen Situationen umzugehen, indem Sie Ihren Magen optimal darauf vorbereiten.

Achten Sie auf Ihre Ernährung

Bei stressigen Ereignissen kann es sinnvoll sein, von Haus aus auf eine magenschonende Diät zurückzugreifen. So laufen wir nicht Gefahr, dass wir unserem Magen noch zusätzlich durch bestimmte Speisen Probleme bereiten. Stellen Sie am besten schon im Voraus Ihre Ernährung auf magenschonende Kost (Seite 32) um. Vermeiden Sie besonders jetzt Lebensmittel, die die Produktion von Magensäure anregen, wie fettige Speisen und Alkohol sowie Dinge, von denen Sie schon wissen, dass sie Ihrem Magen nicht gut bekommen. Um herauszufinden, was Ihnen besonders guttut oder eben nicht so günstig für Ihre Magenzufriedenheit ist, raten wir dazu, dass Sie sich und Ihren Magen über ein paar Wochen hinweg beobachten und Auffälligkeiten notieren. Dazu finden Sie weiter hinten im Buch ein Wohlfühlprotokoll als Vorlage (Seite 48).

Bereiten Sie sich mental vor

Aber wie funktioniert das am besten? Viele Menschen sind im Grunde selbst ihre besten Therapeuten, denn Sie wissen meistens ganz genau, was ihnen guttut. Sie müssen dieses Wissen quasi nur vorsorglich in Ihre Planung einbeziehen, um sich mental auf Situationen einzustellen, die Ihrem Magen zusetzen könnten.

Wohlbefinden steigern

Nicht nur bestimmte Lebensmittel schlagen uns ganz individuell auf den Magen, auch andere Umstände spielen eine Rolle. Daher ist es ganz sinnvoll, auch diese in einem Magentagebuch (Seite 48) niederzuschreiben. So finden Sie nicht nur heraus, welche Speisen für Sie persönlich besonders kritisch sind, sondern auch, welche anderen Einflüsse sich wie auswirken. So können Sie ganz einfach die positiven Faktoren nutzen und die negativen meiden.

Wenn Sie ständig quasi „unter Strom stehen", ist die Gefahr groß, unter chronischem Stress zu leiden. Daher sollten Sie erst einmal versuchen, die Allgemeinbelastung zu verringern. Eine dauerhafte Stressbelastung kann unser Immunsystem schwächen. Sorgen Sie vorsorglich für ausreichenden und erholsamen Schlaf. Außerdem aktivieren körperliche Berührungen durch liebe Mitmenschen und Streicheleinheiten die Produktion des Glückshormons Oxytocin. Es sorgt für eine Verlangsamung von Atmung und Herzschlag und vermindert den Anteil der Stresshormone. Auch durch ein warmes Bad am Vorabend einer Prüfung oder eines stressigen Ereignisses oder eine Wärmflasche können Sie sich entspannen.

Gute Vorbereitung gibt Sicherheit

Eine langfristige Planung hilft Ihnen, sich optimal auf ein wichtiges Ereignis einzustellen. Je besser wir vorbereitet sind, desto weniger macht uns die stressige Situation aus. Dazu gehört auch, dass wir mit der Vorbereitung frühzeitig beginnen, um uns nicht schon im Vorfeld unter Stress zu setzen – das wäre fatal. Generell können wir Ihnen nur raten: Planen Sie grundsätzlich großzügig Zeit ein, auch für den Tag selbst, und bauen Sie in Ihrer Planung zeitliche Puffer ein, sodass Sie nicht in Stress geraten, wenn mal nicht alles nach Plan läuft.

Gehen Sie die bevorstehende Situation – etwa ein Bewerbungsgespräch – im Kopf durch und überlegen Sie sich, welche Probleme auftreten könnten. Was könnte nicht wie geplant ablaufen? Legen Sie sich dafür mögliche Strategien zurecht oder überlegen Sie sich Antworten auf mögliche Fragen.

Haben Sie ein pflanzliches Notfallmedikament zur Hand? Beispiele wären Pascoventral mit Wirkstoffen aus Pfefferminze, Kamille und Kümmel oder Carvomin mit Angelika- und Benediktenkraut. Häufig reicht auch schon die Gewissheit, ein Mittel für den Notfall in der Tasche zu haben, um sich zu beruhigen. Denken Sie auch daran, vor dem Verlassen des Hauses noch einmal in Ruhe zur Toilette zu gehen.

Das Ziel vor Augen

Je stressiger die Situation wird, umso wichtiger ist es, immer das Ziel klar vor Augen zu haben. Vielleicht hilft es Ihnen, die Motivation, aus der heraus Sie sich in eine bestimmte Situation begeben, zu hinterfragen. Möchten Sie das wirklich tun und wenn ja, aus welchen Gründen? Häufig hilft es auch, sich diese Beweggründe aufzuschreiben oder ein Bild vom angestrebten Ziel zu malen. Wenn Sie Ihre Wünsche klar formulieren, ist es auch einfacher, diese zu erreichen und den unangenehmen Weg dorthin erfolgreich zu beschreiten.

Belohnen Sie sich hinterher

Überlegen Sie sich ebenfalls bereits im Vorfeld, welche Form der Regeneration und Erholung Sie sich nach dem Bewältigen der anstrengenden Situation gönnen. Wann immer Sie etwas geschafft haben, belohnen Sie sich dafür, auch Kleinigkeiten erzielen dabei ihre Wirkung.

Techniken zum Druckabbau

Nun möchten wir Ihnen ein paar Übungen an die Hand geben, mit denen Sie gezielt Stress abbauen und dadurch Ihren Magen-Darm-Trakt entlasten können. Wenden Sie sie vor, nach oder sogar auch während einer belastenden Situation oder Phase an.

Atemmeditation

Versuchen Sie es doch einmal mit einer einfachen Meditation. Diese können Sie immer und überall durchführen, also auch in akuten Stresssituationen. Sie hilft Ihnen, sich auf Ihren Körper zu konzentrieren, wodurch Sie automatisch gedanklich nicht mehr bei den Stressauslösern sind. Das kann ganz effektiv dabei helfen, Ihren Magen zu beruhigen. Machen Sie die Übung immer mal wieder, um sich daran zu gewöhnen und die Sequenz zu verinnerlichen, sodass Sie sie jederzeit wieder abrufen können.

- Stellen oder setzen Sie sich aufrecht hin oder kommen Sie in eine entspannende Liegeposition.
- Nehmen Sie die Hände vor der Brust zusammen. Die Fingerspitzen der sich jeweils entsprechenden Finger beider Hände liegen aufeinander. Die Handflächen berühren sich jedoch nicht. Die Fingerspitzen zeigen wie beim Beten nach oben.
- Schauen Sie auf Ihre Nasenspitze und atmen Sie 4-mal pro Min. ein und aus: 5 Sek. einatmen – Atem 5 Sek. anhalten – 5 Sek. ausatmen.
- Fahren Sie auf diese Weise 11 Min. fort oder so lange, bis Sie die Entlastung vom Stress fühlen.

Angstübung

Angst hindert uns daran, frei zu sein. Jede Angstreaktion kostet uns wertvolle Energie und lässt unseren Magen sich verkrampfen. Vielleicht kennen Sie auch das Phänomen: Je mehr Sie versuchen,

Angst zu unterdrücken, umso schlimmer wird sie. Sie wächst ins scheinbar Unermessliche. Das Paradoxe daran ist: Sobald Sie die Angst erkennen und anerkennen, mit ihr reden, ist sie meist schon gebannt und die vorher bedrohliche Situation wird viel erträglicher. Probieren Sie es einfach aus, wenn Sie das nächste Mal Angst verspüren. Sagen Sie zu Ihrer Angst: „Angst, ich weiß, du bist da und du willst mich schützen. Glaub mir, ich kann das, vertraue mir, es klappt schon." Gehen Sie in Dialog mit der Angst, das lässt sie schnell schrumpfen.

Bewusster Atem

Unser Atem hat einen großen Einfluss auf unser generelles Wohlbefinden, gleichzeitig zeigt er an, wenn es uns nicht gut geht. So atmen wir in Stresssituationen oft schnell. Das verbraucht aber mehr Energie. Bei Angst atmen wir dagegen flach oder uns stockt der Atem ganz. Wenn wir lernen, bewusst zu atmen, können wir solche Belastungssituationen entspannter angehen und unser Organismus wird nicht so strapaziert – inklusive des Magens. Machen Sie diese Übung regelmäßig, so wird es Ihnen auch in stressigen Momenten leichter gelingen, tief durchzuatmen:

- Machen Sie es sich im Sitzen oder Liegen bequem.
- Werden Sie sich Ihres Atems bewusst:
- Beim Einatmen denken Sie „ein".
- Beim Ausatmen denken Sie „aus".
- Beim Einatmen werden Ihr Körper und Ihr Geist ruhig (Sie denken „Ruhe").
- Beim Ausatmen lassen Sie die Spannungen los (Sie denken „loslassen").
- Sie spüren, wie sich Ihr Körper mit jedem Atemzug mehr entspannt und ruhiger wird.
- Gibt es noch restliche Spannungen in Ihrem Körper/Magen/Bauch? Atmen Sie Behaglichkeit und Ruhe in diese Bereiche, während Sie die Spannung immer weiter loslassen.

Hier und jetzt

Vielleicht ist Ihnen bewusst geworden, wie schwer es ist, sich vollständig auf das Hier und Jetzt zu konzentrieren. Bei dieser Übung nach Fritz Perls geht es nun darum, sich über 10 Min. zu konzentrieren, ohne dabei an die Vergangenheit oder Zukunft zu denken.

Versuchen Sie 10 Min. lang, einen Satz nach dem anderen auf Papier niederzuschreiben, und das ganz ohne Pause. Jeder Satz muss mit den Wörtern „hier" oder „jetzt" anfangen. Haben Sie keine Ideen, können Sie auch einfach schreiben: „Hier weiß ich gerade nichts." Unterbrechen Sie aber nicht den Schreibfluss, indem Sie nachdenken.

So können die Sätze aussehen:

- Hier fange ich mit der Übung an.
- Jetzt beginne ich zu schreiben.
- Jetzt höre ich draußen Kinderlärm.
- Hier steht auf dem Papier etwas geschrieben.
- Jetzt nehme ich die raue Seite des Stiftes in meiner Hand wahr.

- Jetzt bin ich ohne Idee und ratlos.
- Jetzt spüre ich eine Abneigung, weiterzuschreiben.
- Nun merke ich, dass ich mich über die Übung ärgere.
- Ich stelle mir die Frage, was diese Übung mir wirklich bringen soll.
- Dennoch möchte ich diese Übung richtig machen.
- In der Regel bringe ich all meine Vorhaben auch zu Ende.

Wie Sie vermutlich bemerkt haben, ist der Schreiber zum Schluss abgewichen. Anstatt sich auf die Wahrnehmung im Hier und Jetzt zu konzentrieren, hat er sich mit Vermutungen seiner Persönlichkeit beschäftigt. Er meint, alle seine Vorhaben zu Ende bringen zu müssen, was sich sowohl auf die Vergangenheit als auch auf die Zukunft bezieht.

Dieses Abschweifen ist ganz normal für Menschen, die sich das erste Mal auf das Hier und Jetzt einlassen. Wir sind es gewohnt, beispielsweise in einer Konferenz an das zu denken, was am Abend danach folgt. Je effektiver es Ihnen aber gelingt, diese Übung auf den Punkt zu bringen, desto besser können Sie Ihre Energie auf wichtige Tätigkeiten oder Situationen konzentrieren. Stress stellt sich dann gar nicht erst ein, weil Sie nicht dazu kommen, darüber nachzudenken.

Wohlfühlprotokoll

Mit diesem Protokoll können Sie herausfinden, welche Faktoren sich auf Ihren Magen negativ und welche positiv auswirken. Das ist nämlich individuell sehr verschieden. Nur wenn Sie auf Ihren Magen hören, können Sie ihm helfen und ihm die Ruhe verschaffen, die er für seine Regeneration benötigt.

Schreiben Sie möglichst detailreich über 2–4 Wochen auf, was Sie in Bezug auf Ihre Magenbeschwerden wahrnehmen. Das können für die verschiedenen Bereiche folgende Beispiele sein:

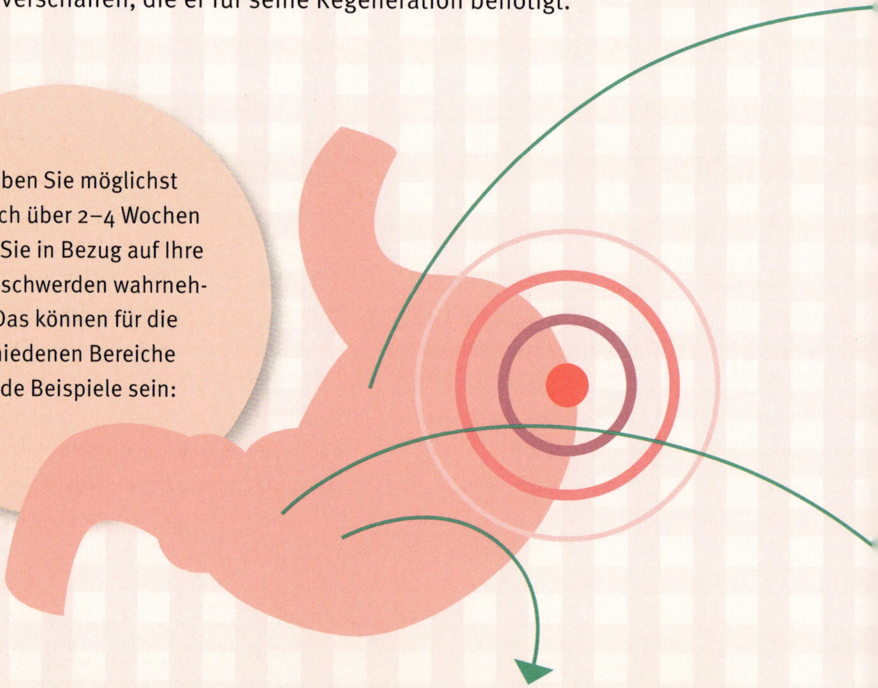

Welche Magenbeschwerden hatten Sie?

Unwohlsein, Durchfall, Krämpfe, Blähungen, Übelkeit ...

Montag: ____________________

Dienstag: ____________________

Mittwoch: ____________________

Donnerstag: ____________________

Freitag: ____________________

Samstag: ____________________

Sonntag: ____________________

Welche negativen Erlebnisse hatten Sie?

Stress in der Arbeit, Streit mit dem Partner, einen Trauerfall in der Familie ...

Montag: ______________________

Dienstag: ______________________

Mittwoch: ______________________

Donnerstag: ______________________

Freitag: ______________________

Samstag: ______________________

Sonntag: ______________________

Haben Sie etwas Besonderes gegessen?

Besonders viel oder wenig, sehr scharfes Essen, ungewohnte Uhrzeit ...

Montag: ______________________

Dienstag: ______________________

Mittwoch: ______________________

Donnerstag: ______________________

Freitag: ______________________

Samstag: ______________________

Sonntag: ______________________

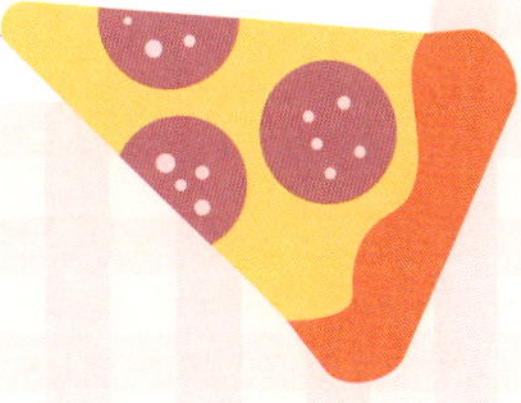

Notfallplan – was nun?

Die vorbeugenden Maßnahmen haben nicht gegriffen oder Sie wurden überrascht, und nun sind Ihre Beschwerden mit voller Wucht zurück? Hier finden Sie Hilfe.

Wenn der Akutfall eintritt und es bereits zu spät für vorbeugende Schritte ist, helfen meist nur zwei Dinge: Nahrungskarenz und Ruhe. Darüber hinaus kann eine krampflösende und schmerzstillende Tablette in der schlimmsten Phase Linderung verschaffen.

Ernährung im Akutfall

Nach 1–2 Tagen des Fastens, bei dem Sie entweder nur stilles Wasser und Tee oder frisch gepresste Gemüsesäfte zu sich nehmen, folgen einige Tage Schonkost, die aus Haferbrei, Zwieback, Bananen, Kartoffelbrei und geriebenen Äpfeln besteht. Dringender als je zuvor muss jetzt auf alle Lebensmittel verzichtet werden, die zu einer Übersäuerung führen oder den Magen reizen. Verzichten Sie konsequent auf Alkohol, Kaffee, Fleisch, Eier, Käse und kohlensäurehaltige Getränke. Auch übermäßig zuckerhaltige, salzige, fettige und scharfe Lebensmittel werden vollständig vom Speiseplan gestrichen.

Tipps für den Notfall

Hier ein paar praktische Mittel und Tipps, die bei den verschiedenen Symptomen eine schnelle Hilfe sein können.

Generelle Maßnahmen

Leiden Sie unter diffusen Magenbeschwerden wie Drücken oder Schmerzen, macht es Sinn, die Magenschleimhaut zu schützen, denn häufig ist sie durch zu viel Säure angegriffen. Nehmen Sie dazu täglich 3 EL Leinöl ein. Auch andere hochwertige pflanzliche Öle sind, zumindest

Buchweizenauflauf

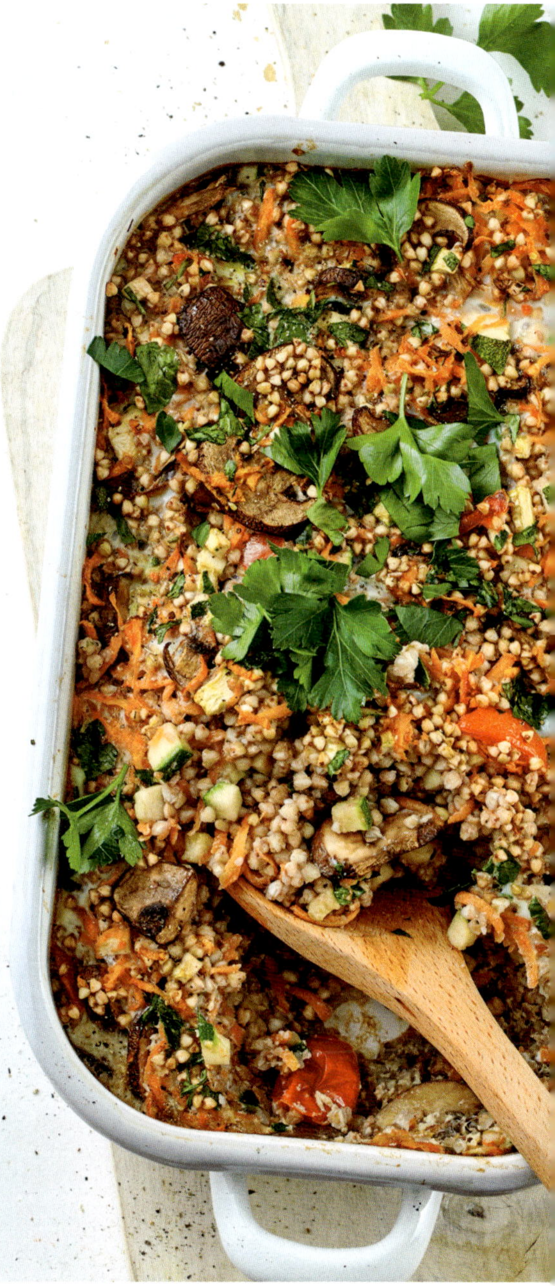

Für 4 Portionen

40 Min. + 20 Min. Backzeit

Salz • 300 g Buchweizen • 2 Karotten • 300 g Champignons • ½ Zucchini • 2 Tomaten • etwas frische Petersilie • 3 Eier • 3 EL Olivenöl • 250 ml Gemüsebrühe • Pfeffer

- 400 ml Salzwasser zum Kochen bringen. Buchweizen darin 5 Min. köcheln und danach 5 Min. quellen lassen.

- Inzwischen Karotten schälen und raspeln. Champignons in Scheiben schneiden. Zucchini und Tomaten fein würfeln. Petersilie grob hacken. Gemüse, Pilze und Buchweizen mischen und in eine ofenfeste Form füllen. Den Backofen auf 200 Grad (Umluft: 180 Grad) vorheizen.

- Eier, Petersilie, Olivenöl und Brühe verquirlen und mit Salz und wenig Pfeffer würzen. Die Mischung über den Auflauf gießen und diesen im Ofen in 20 Min. goldbraun backen. Warm servieren.

Nährwerte pro Portion

›445 kcal ›17 g E ›16 g F ›60 g KH

in der kalten Küche, zu empfehlen. Durch die Produktion bestimmter Schleimstoffe schützen auch Haferschleim, Chia- und Leinsamen sowie Joghurt die Magenschleimhaut. Suchen Sie aber auf jeden Fall eine Ärztin oder einen Arzt auf, wenn die Beschwerden anhalten und/oder zum ersten Mal auftreten.

Bei Sodbrennen

Bei akutem Sodbrennen können ein Glas frisch gepresster Karottensaft oder Tee aus Malvenblüten, Kamillenblüten, Ringelblumenblüten oder Eibischblüten Linderung verschaffen. Auch 1 TL Backnatron in einem großen Glas mit stillem Wasser aufgelöst und langsam getrunken, kann gegen das lästige Brennen im Hals helfen, ebenso wie Heilwässer mit einem hohen Anteil an Natriumhydrogenkarbonat.

Zur medikamentösen Behandlung eignen sich Alginate, die Sie prima auch auf Reisen oder unterwegs einnehmen können. Es gibt sie in Form von Gelen, die man nach der Mahlzeit schluckt. Das Gel bildet dann einen schützenden Film, sodass Magensäure oder auch Pepsine nicht nach oben in die Speiseröhre steigen können.

Bei nächtlichem Sodbrennen sollten Sie Ihren Kopf höher lagern als den Oberkörper, sodass die Magensäure nicht nach oben steigen kann. Nehmen Sie außerdem längere Zeit vor dem Schlafengehen nichts mehr zu sich.

Bei Übelkeit und Erbrechen

Bei akuter Übelkeit können Sie mit einer Tasse Ingwertee für Abhilfe sorgen. Bei starkem Erbrechen ist darauf zu achten, dass Sie ausreichend Elektrolyte über die Nahrung zuführen. So kann Natrium über Kochsalz, bestimmte Käsesorten oder Salzgebäcke aufgenommen werden. Kalium ist in Bananen, Trauben, Pfirsichen, Spinat, Kartoffeln oder Salaten enthalten. Vollkornprodukte, Haferflocken, aber auch Nüsse und Bohnen stellen wichtige Magnesiumquellen dar. Wenn Sie keine Nahrung zu sich nehmen können, führen Sie Elektrolyte in Form einer Lösung aus 1 l heißem Wasser vermischt mit 1 EL Zucker, ½ TL Kochsalz sowie 1 Päckchen Backpulver zu. Wenn das Erbrechen anhält, sollte unbedingt eine Ärztin oder ein Arzt zurate gezogen werden. Bei Verdacht auf eine Lebensmittelvergiftung empfiehlt sich der Gang ins Krankenhaus, da sonst auch schnell eine lebensbedrohliche Situation entstehen kann.

Behandlungsmethoden aus aller Welt

Diese verschiedenen Ansätze der Alternativmedizin und Heilkunde können eine Ernährungsumstellung bei der Behandlung von Magenproblemen sinnvoll ergänzen.

Naturheilkunde umfasst ein breites Spektrum an natürlichen Heilverfahren. Diese haben gemein, dass man bei der Behandlung auf schulmedizinische Arzneimittel und Methoden verzichtet und sich stattdessen auf natürliche Mittel oder Reize stützt, welche die Selbstheilung des Körpers fördern sollen. Bereits der berühmte Arzt und Gelehrte Paracelsus (ca. 1493–1541) war ein bedeutender Verfechter dieser Methoden und verwandte den Begriff des inwendigen Arztes für den Organismus mit seinen Selbstheilungskräften. In diesem Kapitel wollen wir uns also ansehen, welche Verfahren sich anbieten, um unseren Magen bei seiner Selbstheilung effektiv zu unterstützen. Die im Folgenden beschriebenen Heilmethoden können meist auch begleitend zur schulmedizinischen Therapie eingesetzt werden.

Homöopathie

Der Anfang der Homöopathie findet sich bei dem Arzt Samuel Hahnemann (1755–1843), der wie schon Paracelsus vor ihm nicht zufrieden mit den medizinischen Methoden und den vorherrschenden Heilkundeprinzipien seiner Zeit war und daher einen neuen Ansatz entwickelte.

Die Homöopathie basiert auf dem Ähnlichkeitsprinzip: Arzneien, die bei Gesunden ähnliche Symptome wie bei den Erkrankten hervorrufen, werden Letzteren als Mittel verabreicht. Dabei werden die Mengen aber potenziert verwendet, das bedeutet, dass die jeweilige Substanz extrem verdünnt wird, sodass sie nicht mehr schädlich, sondern heilsam wirkt. Die Arzneien werden für jeden Patienten individuell gewählt. Dabei fließen nicht nur die beobachteten Krankheitssymptome ein, sondern auch Umweltfaktoren und die Psyche der Erkrankten. Das heißt, auch wenn zwei Patienten die gleichen körperlichen Symptome haben, bekommen sie eventuell unterschiedliche homöopathische Mittel verschrieben. Der ganzheitliche Mensch steht bei der Behandlung mit homöopathischen Mitteln also im Vordergrund. Ein Hautausschlag wird hier beispielsweise nicht nur als Hautausschlag behandelt, sondern der Mensch mit der Störung wird als Ganzes gesehen und entsprechend therapiert.

Homöopathische Mittel gegen Magenbeschwerden

Homöopathie bietet sich wunderbar an, um Magenbeschwerden auf sanfte Art und Weise zu behandeln, da die verwandten Mittel den empfindlichen Magen nicht zusätzlich belasten.

Ein gängiges homöopathisches Mittel, das bei saurem, bitterem Aufstoßen, Sodbrennen, einem Kälteempfinden im Magen und Verlangen nach Alkohol verschrieben wird, ist Acidum sulfuricum (Sul-ac.). Zusätzlich sollen kleinere Mengen an Essen und feuchtkaltes Wetter vermieden werden und der Patient soll sich in warmer Umgebung aufhalten.

Sprechen Sie für eine individuelle Medikation mit Ihrer Ärztin oder Ihrem Arzt, wenn diese eine homöopathische Behandlung anbieten, oder mit Ihrer Heilpraktikerin oder Ihrem Heilpraktiker.

Kneipp-Medizin

Schon im alten Rom wurden Wassertherapien zur Behandlung von verschiedenen Gesundheitsproblemen eingesetzt. Aber erst vor 150 Jahren wurden Behandlungen mit dem kostbaren Nass so richtig beliebt, mit dem berühmten Pfarrer Sebastian Anton Kneipp (1821–1897). Auch er betrachtete den Menschen ganzheitlich und entwickelte nach diesem Prinzip seine Therapieform, die übrigens nicht nur auf dem heute so bekannten Wassertreten beruht.

Seine Heilkundemethoden gründeten auf 5 Säulen:

- Heilwirkung des Wassers
- Gesundheit durch Ernährung
- Kraft der Heilkräuter
- Leben in Bewegung
- Finden der inneren Mitte

Dennoch ist der Pfarrer vor allem für seine Hydrotherapie bekannt: Mit verschiedenen Aufgüssen werden unterschiedliche Wirkungen erzielt. So gibt es einen speziellen Guss zum Einschlafen und einen gegen müde Beine.

Zur Unterstützung des Magens

Bei akuter Gastritis wird ein kaltes Sitzbad über eine Dauer von 30 Sek. bis hin zu 3 Min. empfohlen, um die Entzündung zu lösen. Krampflösend wirken außerdem warme Wickel, die auf den Bauch gelegt werden und die Durchblutung fördern. Für solche Wickel werden ein

Leinentuch, das mit warmem Wasser getränkt ist, ein trockenes Baumwolltuch – dieses muss das feuchte Tuch vollständig bedecken – und ein Wolltuch übereinander auf den Bauch gelegt. Das Wolltuch wird fest um den Bauch gewickelt. Belassen Sie den Wickel 1–2 Std. auf dem Bauch. Der Magen wird auf diese Weise auf eine bevorstehende Mahlzeit vorbereitet.

Traditionelle chinesische Medizin (TCM)

Die traditionelle chinesische Medizin ist eine der ältesten bekannten Heilpraktiken. Sie umfasst ein weites Spektrum an Behandlungsmethoden, welches von Pflanzenheilkunde über Akupressur und Akupunktur bis hin zur Ernährungstherapie reicht. Die Anhänger der TCM entwickelten bereits 3000 v. Chr. das erste Nachschlagewerk mit über 1000 Heilpflanzen, die für jeden Patienten individuell gewählt werden.

Prinzipien der TCM

Eine der wichtigsten Grundlagen der TCM ist das Qi: die Lebensenergie des Menschen. Sie fließt nach der TCM-Lehre durch die 12 Meridiane (Jing Luo) durch den ganzen Körper. Der ungestörte Fluss des Qi ist Grundlage für die körperliche Gesundheit des Menschen. Störungen führen zu Krankheiten und können durch verschiedene physische und psychische Faktoren ausgelöst werden. Somit werden in der TCM Patienten stets mit all ihren Charakteristika und Beschwerden betrachtet und nicht nur die einzelnen Symptome. Es geht bei einer Diagnose darum, die Disharmonie zu finden, die die Erkrankung verursacht. So zielt die Therapie auch nicht auf ein einzelnes Organ wie etwa den Magen, sondern vielmehr auf den Organismus als umfassendes System ab.

Zur Harmonisierung des Qi-Flusses wird häufig Akupunktur eingesetzt, wobei die Akupunkturpunkte durch die verschiedenen Meridiane verlaufen. Dabei wird durch spezifische äußere Reize gezielt auf Steuerungsmechanismen wie das endokrine System oder das Immunsystem eingewirkt. Bei Kälte- und Leerezuständen werden die Punkte mit Beifuß erwärmt, um den Energiefluss anzuregen. Diese Vorgehensweise bezeichnet man als Moxibustion.

Ein weiterer maßgeblicher Punkt in der TCM ist das Gleichgewicht zwischen Yin und Yang im Körper. Die ursprünglichen Bedeutungen sind Schatten- (Yin) und Sonnenseite (Yang) des Berges. Yin verkörpert somit auf den Menschen bezogen Passivität, Kälte und Nachinnenkehren. Yang hingegen steht für Aktivität, Wärme, Sonne und Funktion.

Ernährung in der TCM

Die Ernährungstherapie in der TCM beruht auf der Fünf-Elemente-Ernährung, mit den Elementen Erde (süß), Metall (scharf), Wasser (salzig), Holz (sauer) und Feuer (bitter). Um eine ausgewogene Mahlzeit nach der Ernährungslehre der TCM zu sich zu nehmen, benötigt man eine Zutat aus jedem Element. Nahrungsmittel haben je nach Element bestimmte Auswirkungen auf den Körper und den Fluss des Qi. So bewegen beispielsweise Nahrungsmittel aus der Kategorie Feuer das Qi stark nach oben, während Nahrungsmittel der Kategorie Wasser das Qi nach unten leiten. So kann der Qi-Fluss je nach Bedarf zu einem gewissen Anteil beeinflusst werden. Ein Mangel des Magen-Qi kann zu einer Schwäche des Magens mit Symptomen wie Völlegefühl, Aufstoßen, Appetitlosigkeit oder Übelkeit führen. Im Umkehrschluss bedeutet dies, dass wir durch Einflussnahme auf das Qi einer Magenschwäche entgegenwirken können.

Die Bedeutung des Magens

Der Magen spielt in der TCM eine sehr zentrale Rolle. Er gilt als Wurzel der Yin-Organe (Leber, Herz, Milz, Lungen und Nieren). Sie sind dazu bestimmt, wesentliche Substanzen, wie etwa Qi, Blut oder Körperflüssigkeiten, herzustellen, umzuwandeln, zu regulieren oder zu speichern. Der Magen liefert sein Qi an andere Organe, die mit ihm verbunden sind. Sobald er geschwächt ist und seinen Aufgaben, die Nahrung aufzunehmen, zu speichern, vorzuverdauen und weiterzuleiten, nicht mehr richtig nachgehen kann, stockt die Verteilung der Nährstoffe im Körper, was sich in der Vitalität des Menschen bemerkbar macht.

Wenn wir Schmerzen im Oberbauch haben, unter Völlegefühl leiden, uns übel ist, wir häufig aufstoßen müssen oder es

Heil- und Vitalpilze bei Magen-Darm-Beschwerden

Auch sie stammen aus der TCM, werden jedoch mittlerweile unabhängig von ihr als naturheilkundliche Mittel angewandt. Vitalpilze werden etwa beim Reizdarmsyndrom verwendet. Da die Symptomatik hier von Appetitlosigkeit bis zu Durchfall reichen kann, gibt es dafür verschiedene Pilze. Die Mykotherapie, also die Pilzheilkunde, findet jedoch auch Anwendung bei Allergien, Bluthochdruck oder Autoimmunerkrankungen.

Reishi Besonders gerne wird ein Extrakt aus Reishi – „Pilz des tausendjährigen Lebens" – etwa bei Appetitlosigkeit und nervösen Verdauungsstörungen mit einer Dosierung von 3-mal 250 mg täglich eingesetzt. Bei Blähungen ist die Dosierung 250 mg am Tag. Eine Aufnahme von bis zu 2000 mg am Tag ist problemlos möglich.

Igelstachelbart Der Igelstachelbart wird bei Blähungen, Sodbrennen und Völlegefühl eingenommen: täglich 4 g.

uns durch Stress schlechter geht, attackiert laut der TCM die Leber den Magen. Symptome sind auch gerötete Zungenränder und ein kräftiger Puls. Die TCM empfiehlt hier, als Ernährungstherapie Hirse, Grünkern, Mais und Gerste zu sich zu nehmen. Kombiniert werden können sie mit Brokkoli, Karotten, Kohlrabi, Kürbis, Kartoffeln und Radieschen. Auch Huhn, Rind und Wachtel sind erlaubt, gewürzt mit Basilikum. Generell rät die TCM bei Gastritisbeschwerden dazu, Reis, Kartoffeln und Mungbohnen zu verzehren sowie zusätzlich Entspannungsübungen durchzuführen.

Bei Gastritis

Eine besondere Nährstoffaufnahme wird beispielsweise bei einer chronischen Gastritis empfohlen. So wird der Verzicht auf Alkohol, Kaffee und Tee empfohlen, außerdem sollen die Patienten kleine Mahlzeiten sowie eine stark erhöhte Menge an Vitamin C (500–5000 mg), B-Vitaminen (B_{12}: 100–1000 µg; B-Komplex: 10–50 mg), Vitamin E (200–500 µg), Zink (20–50 mg) und L-Glutamin (1–5 g) einnehmen. Auf diese Nährstoffe sollte besonders geachtet werden, da sie wichtig für die Integrität der Darmschleimhaut sind.

Orthomolekulare Medizin

Diese alternativmedizinische Methode stellt den Übergang zwischen Medizin und Ernährung dar: Sie befasst sich mit der Aufnahme und Dosierung von Mikronährstoffen. Als Referenzwerte für die tägliche Aufnahme dienen dabei grundsätzlich die Angaben der Deutschen Gesellschaft für Ernährung (DGE), jedoch können und sollten bei Erkrankungen oder als Therapie bestimmte Nährstoffe höher dosiert werden. Ziel der Orthomolekularmedizin ist also sowohl die Erhaltung der Gesundheit als auch die Verbesserung bei Krankheit. Zur Medikation gehören Vitamine, Mineralstoffe, Spurenelemente, essenzielle Fettsäuren, Aminosäuren und Enzyme. Im weiteren Sinne zählen heutzutage auch Proteine, Ballaststoffe und Bakterienstämme dazu.

Hildegard von Bingen

Die Benediktinerin Hildegard von Bingen (1098–1179) war nicht nur eine Äbtissin mit weitreichenden Kenntnissen über gesunde und maßvolle Ernährung. Sie verfasste unter anderem auch Werke über Heilkunde und beschrieb darin die Wirkung und Anwendung von mehr als 200 Kräutern. Sie sah außerdem die richtige Ernährung als einen der wichtigsten Grundsteine zur Gesunderhaltung des Menschen.

Fenchel bei Magenbeschwerden

Bei Hildegard von Bingen dient der Fenchel als Universalmittel gegen jegliche Form von Magen-Darm-Beschwerden: Er hilft bei Gastritis, Magengeschwüren, Sodbrennen, Blähungen und Übersäuerung. Das Knollengemüse oder auch

Abendländische Heilkunde

Die traditionelle europäische Medizin (TEM) setzt sich mit dem medizinischen System der Körpersäfte (humores) auseinander. Ähnlich wie die TCM geht die TEM davon aus, dass Gesundheit und Krankheit des Menschen vom Gleichgewicht dieser Säfte abhängen. Die 4 Körpersäfte sind Schleim (phlégma), Blut (haima), Gelbgalle (cholé) und Schwarzgalle (mélaina cholé). Eine weitere Parallele zur TCM ist der ganzheitliche Ansatz, da auch hier das Augenmerk nicht auf einer einzelnen somatischen Beschwerde liegt. Stattdessen werden Körper, Psyche und Geist als Gesamtheit betrachtet.
Die moderne abendländische Heilkunde fußt auf den Lehren bekannter Mediziner wie Hippokrates, Paracelsus, Hildegard von Bingen und Rudolf Steiner. Zu den Behandlungsmethoden gehören vor allem die Heilkräuterkunde, Ernährungstherapie und ganzheitliche medizinische Verfahren.

die gerne verwendeten Fenchelsamen wirken wie ein Reinigungsmittel für den Darm. Ein Zitat von Hildegard von Bingen dazu lautet: „Wer gebratenes Fleisch oder gebratene Fische oder sonst etwas Gebratenes ißt und davon Schmerzen bekommt, der esse sogleich Fenchel, und es wird ihm besser gehen.“

Paracelsus

Der schon zu Beginn des Kapitels erwähnte Arzt Paracelsus lebte zu Zeiten, in denen Aderlässe und Quecksilberbehandlungen zum Alltag gehörten. Als Vater der Naturheilkunde verfolgte er jedoch andere Wege und setzte stattdessen Heilkräuter ein, um seine Patienten zu behandeln. Im Fokus seiner Therapie stand der Versuch, die Selbstheilungskräfte des Körpers zu stärken und so Krankheiten zu bekämpfen. Auch bei ihm findet sich das ganzheitliche Menschenbild wieder, wie es typisch für die Naturheilkunde ist. So gab es auch in seiner Lehre verschiedene Einflüsse auf Körper und Geist: Gott, Gift, Gehirn, Konstitution des Menschen und der spirituelle Einfluss. Er verband außerdem die Fachbereiche Alchemie, Philosophie, Astronomie, Astrologie, Religion, Heilkunde und Philosophie miteinander.

Magen-Darm-Beschwerden nach Paracelsus behandeln

In verschiedensten Kombinationen oder auch in Einzelwirkung helfen laut Paracelsus bei Magen-Darm-Beschwerden Benediktendistel, Enzian, Fenchel, Kalmus, Kamille, Kümmel, Majoran, Pfefferminze, Steinklee, Schafgarbe, Tausendgüldenkraut und Wermut. Bei der Verwendung

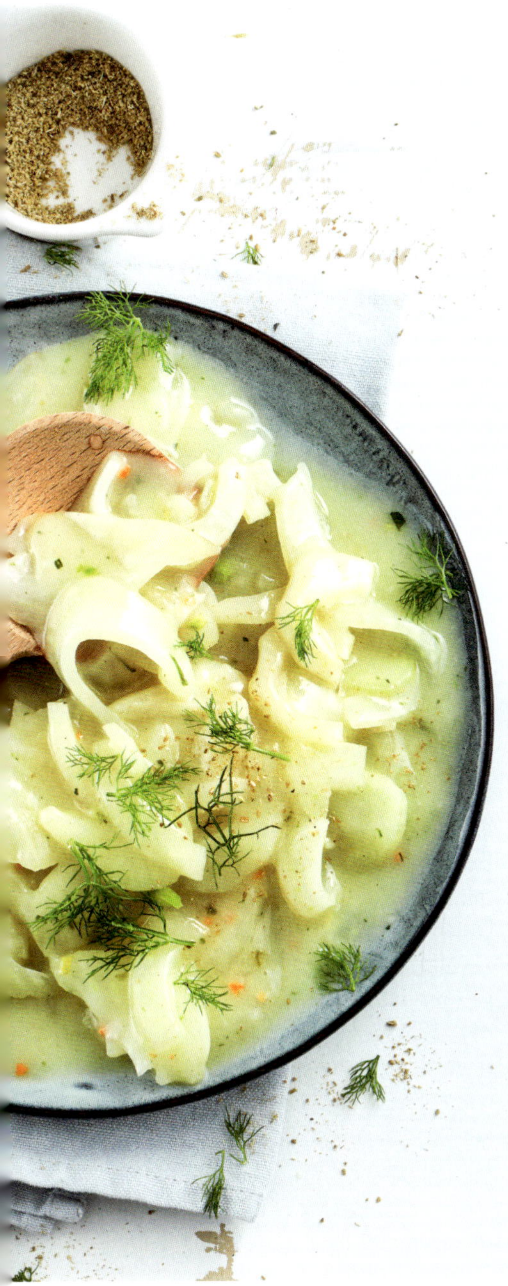

Fenchelgemüse

Für 4 Portionen
15 Min.

750 g Fenchel • 500 ml Gemüsebrühe • 1 EL Butter • 1 EL Dinkelmehl • 1 Prise gemahlene Muskatnuss • etwas gemahlene Fenchelsamen

- Fenchel in feine Streifen schneiden oder hobeln. Gemüsebrühe in einem Topf zum Kochen bringen und den Fenchel darin in etwa 5 Min. fast weich kochen, abgießen, dabei die Brühe auffangen.

- Butter in einem kleinen Topf zergehen lassen und Mehl einrühren. So viel Gemüsebrühe mit dem Schneebesen einrühren, bis eine dicke Sauce entstanden ist. Diese mit Muskat und Fenchelsamen abschmecken. Zuletzt den gekochten Fenchel hinzugeben und servieren.

Nährwerte pro Portion:
›105 kcal ›6 g E ›5 g F ›9 g KH

wird unterschieden, ob die Samen, Blüten oder sonstiges verwendet werden. Heutzutage haben zwar die Methoden von Paracelsus in der Schulmedizin keine Verwendung, dennoch gilt er als einer der bedeutendsten westlichen Ärzte der Geschichte. Seine Erkenntnisse werden bis heute genutzt.

Anthroposophie

Rudolf Steiner (1861–1925) ist der Begründer der anthroposophischen Medizin. Sie baut auf der klassischen Schulmedizin auf und versteht sich als Ergänzung zu dieser, da bei ihr zusätzlich natürliche Arzneimittel sowie Körpertherapien und Massagen, künstlerische Therapien und andere innovative Ansätze Verwendung finden. Es handelt sich bei der anthroposophischen Medizin um eine interdisziplinär veranlagte Naturheilkunde, die einen ganzheitlichen Ansatz verfolgt. Dabei wird zwischen dem räumlich-physischen Körper, der Empfindungsorganisation, der geistigen Individualität und der Lebensorganisation unterschieden.

Ein anthroposophisches Mittel gegen Magenkrämpfe

Neben der Betrachtung psychischer und psychosomatischer Aspekte kommen in der anthroposophischen Heilkunde auch verschiedene Mittel, wie beispielsweise Kupfersalbe, zum Einsatz. Auf den Bauch gerieben wirkt diese krampflösend in der Magengegend.

Phytotherapie

Als Phytotherapie bezeichnet man die sogenannte Pflanzenheilkunde, bei der der Fokus auf der Verwendung von Heilpflanzen liegt. Diese werden dabei im Gegensatz zur Schulmedizin grundsätzlich als ganze Pflanzen verwendet, um Aufgüsse, Tees, Tinkturen, Pulver, Öle und Ähnliches herzustellen. In der herkömmlichen Medizin ist es stattdessen üblich, einzelne Wirkstoffe zu isolieren, um sie in Medikamenten einzusetzen. Auch wenn nicht alle Wirkungen der in der Pflanzenheilkunde verwendeten Kräuter wissenschaftlich nachweisbar sind, orientiert sich die Phytotherapie an der Erfahrung und wird in Teilen auch in der Schulmedizin anerkannt und dort genutzt.

Pflanzenheilkunde in aller Welt

Die Pflanzenheilkunde hat eine lange Geschichte in allen Teilen der Welt und ist bis heute beliebt. In Europa war sie bis ins 19. Jahrhundert die Grundlage der Medizin und basierte stark auf dem volksheilkundlichen Wissen der Bevölkerung. Die als „Kampo" bezeichnete japanische Phytotherapie existiert seit der Edo-Zeit (1603–1868). Weitere heute noch aktuelle Beispiele sind die Lehren von Hildegard von Bingen (Seite 57) aus Europa sowie die der ayurvedischen Medizin aus Indien.

Besonders in den vergangenen 20 Jahren erfreute sich die Verwendung von Heilpflanzen, gemeinsam mit dem steigenden Interesse am Thema Gesundheit, großer Beliebtheit bei Therapeuten wie Laien. Die World Health Organisation (WHO) schätzt, dass heute 80 Prozent der Weltbevölkerung Pflanzenheilkunde nutzen, wobei dies in ärmeren Ländern besonders ausgeprägt ist, da es hier weniger Zugriffsmöglichkeiten auf eine schulmedizinische Versorgung gibt.

Selbstbehandlung mit Heilpflanzen

Ein großer Vorteil der Pflanzenheilkunde besteht im verringerten Auftreten starker Nebenwirkungen oder Medikamenten-Abhängigkeiten. Trotzdem sollten gerade bei Selbstbehandlung die Grenzen der Therapie anerkannt werden. Besuchen Sie daher unbedingt eine Ärztin oder einen Arzt, wenn sich Beschwerden nicht verbessern. Bei schwangeren Frauen und chronisch kranken Patienten ist generell dringend von einer Selbstbehandlung abzuraten, wenden Sie sich in diesem Fall immer an Ihre Ärztin oder Ihren Arzt. Gehen Sie bei der Anwendung von Heilpflanzen nach dem Motto „weniger ist mehr" vor, da bereits kleinste Reize die Selbstheilungskräfte unseres Organismus anstoßen können. Zu große Reize hingegen können sich unter Umständen sogar kontraproduktiv auswirken und den Körper überfordern.

Den Magen mit Pflanzen heilen

Heilpflanzen bringen auch für den Magen eine Reihe von wertvollen Wirkstoffen mit sich: Viele können den Magen-Darm-Trakt im Allgemeinen anregen, haben eine reinigende Funktion im Körper und sorgen für einen ausgeglichenen Säure-Basen-Haushalt.

Sedativa, zu denen Baldrian, Hopfen und Melisse gehören, haben einen nachgewiesenen beruhigenden Effekt auf nervöse gastrointestinale Beschwerden. Melisse kann auch, ebenso wie Pfefferminze, Thymian, Kamille, Schafgarbe und Salbei, zu einem ätherischen Öl verarbeitet werden. Durch ihre krampflösende Wirkung werden solche Öle gerne bei Magenkrämpfen, wie sie beispielsweise auch bei einem Reizdarmsyndrom vorkommen, eingesetzt. Um gegen Magenkrämpfe vorzugehen, bietet sich zudem ein Bauchwickel mit Kamille oder Schafgarbe an. Dafür kurz vor dem Schlafengehen einen Tee aus Kamille oder Schafgarbe aufbrühen und 5–10 Min. ziehen lassen. Ein Leintuch damit tränken, auswringen und auf den Bauch legen. Darauf kommt ein trockenes Baumwolltuch und darüber Heilwolle oder ein Wolltuch, das um den ganzen Bauch gewickelt wird. Den Wickel 15–30 Min. anwenden.

Weitere Mittel, mit denen man in der Pflanzenheilkunde den Magen schützt, sind die Muzilaginosa Leinsamen, Eibisch, isländisches Moos, Kalmus, Malve, Bartflechte und Kamille. Diese Arzneipflanzen sind schleimstoffhaltig und bedecken die körpereigene Schleimhaut mit einem schützenden Film. Deswegen wirken sie bei gesteigerter Säureproduktion, wie sie auch bei der akuten Gastritis vorkommt, schützend und beruhigend.

Um gegen eine akute Gastritis vorzugehen, werden zusätzlich Antiphlogistika (Entzündungshemmer) empfohlen. Für ihre antientzündliche Wirkung sind vor allem Kamille, Süßholz und Schafgarbe bekannt. Dabei schützt Kamille auch die Magenschleimhaut und wirkt so doppelt gegen die Gastritis.

Schafgarbe wurde bereits in der Antike bei Verdauungsbeschwerden eingesetzt. Die enthaltenen Bitterstoffe regen die Tätigkeit von Leber, Galle, Magen und Bauchspeicheldrüse an. Zudem hat Schafgarbe eine entzündungshemmende, appetitanregende und auch beruhigende Wirkung bei Krämpfen und Schmerzen. Es gibt sie in der Apotheke als Tee, Saft, Tabletten oder in getrockneter Form für Sitzbäder.

Die Süßholzwurzel war als Heilmittel schon im alten Ägypten geschätzt und nimmt noch heute in der Pflanzenheilkunde eine wichtige Rolle ein. Süßholzwurzelextrakt hat eine krampflösende Wirkung auf den Magen und reguliert die Säuresekretion, zudem wirkt er entzündungshemmend und schützt die Magenschleimhaut. Süßholzwurzel gibt es heutzutage als Tee, Lutschpastillen, Tropfen oder in Tablettenform zu kaufen.

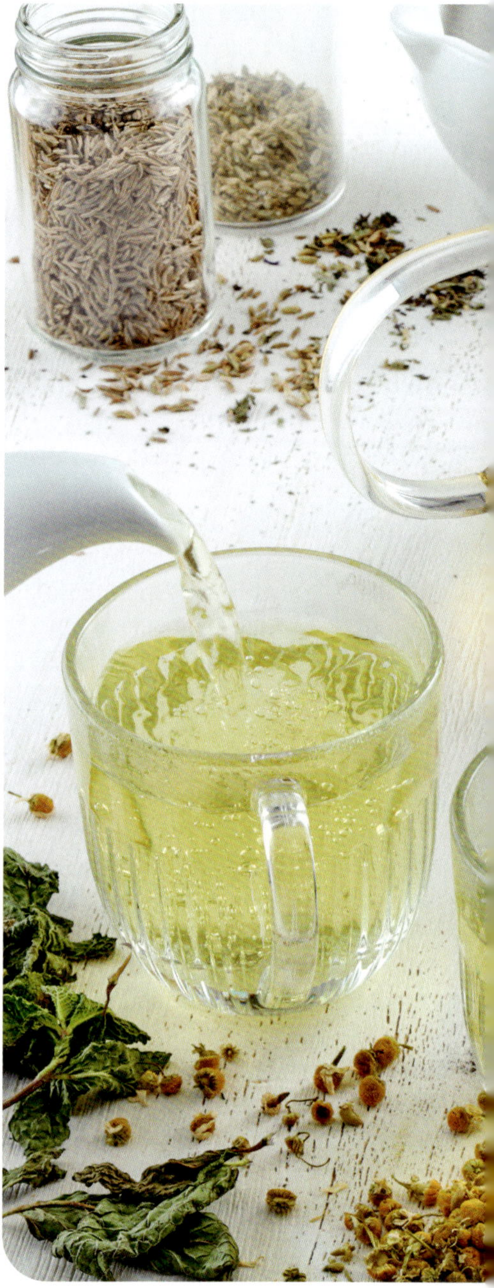

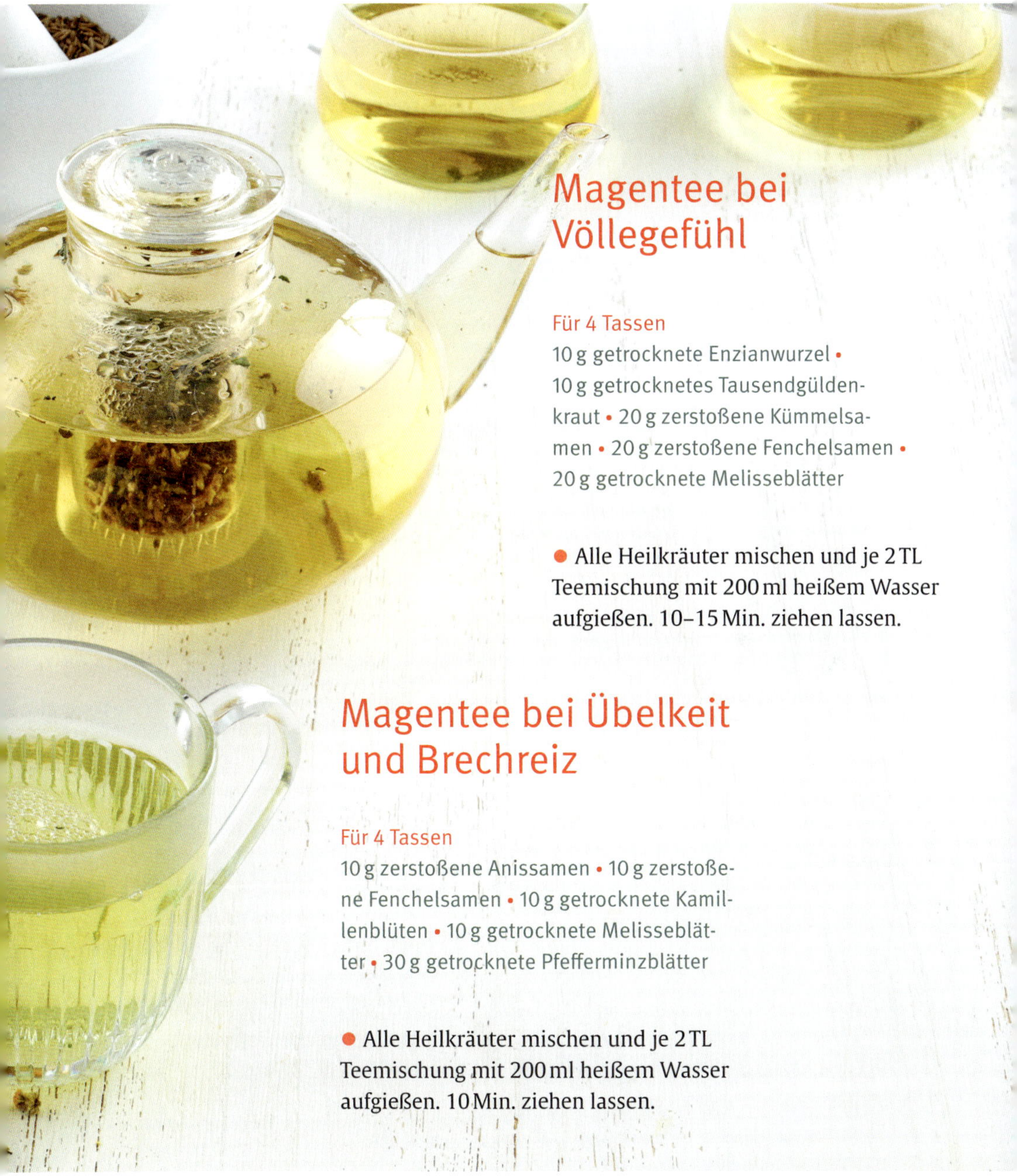

Magentee bei Völlegefühl

Für 4 Tassen

10 g getrocknete Enzianwurzel • 10 g getrocknetes Tausendgüldenkraut • 20 g zerstoßene Kümmelsamen • 20 g zerstoßene Fenchelsamen • 20 g getrocknete Melisseblätter

- Alle Heilkräuter mischen und je 2 TL Teemischung mit 200 ml heißem Wasser aufgießen. 10–15 Min. ziehen lassen.

Magentee bei Übelkeit und Brechreiz

Für 4 Tassen

10 g zerstoßene Anissamen • 10 g zerstoßene Fenchelsamen • 10 g getrocknete Kamillenblüten • 10 g getrocknete Melisseblätter • 30 g getrocknete Pfefferminzblätter

- Alle Heilkräuter mischen und je 2 TL Teemischung mit 200 ml heißem Wasser aufgießen. 10 Min. ziehen lassen.

Faszientraining für den Magen

Mit diesen kleinen Übungen, die auf die Faszien abzielen, können wir unseren Magen in seiner Funktionsweise und Gesundheit unterstützen.

Wir haben es bereits an anderer Stelle erwähnt: Bewegung hilft unserer Verdauung und kann Magen und Darm auf Trab bringen. Dabei ist allerdings nicht nur die regelmäßige Bewegung im Alltag gemeint wie spazieren gehen oder mit dem Rad zur Arbeit fahren – wobei dies zweifelsohne sehr gut ist. Es gibt daneben auch die Möglichkeit, durch gezielte Übungen den Magen-Darm-Trakt zu stärken. Das funktioniert am besten mit Faszientraining, das die gewünschten Körperbereiche aktivieren kann.

Was sind Faszien?

Faszien bezeichnet die bindegewebigen Strukturen in unserem gesamten Körper. Subkutan, also unter der Haut befindlich, umgeben Muskelfaszien unsere Muskeln, tiefer gelegen finden wir das kollagene Bindegewebe, das unsere Organe umspannt und ihnen in der Bauchhöhle Halt gibt. Versorgt werden alle Faszien über Lymphflüssigkeit, da sie an beinahe keiner Stelle mit dem Blutkreislauf verbunden sind.

Faszien sind für den Formerhalt und die Stabilität unseres Körpers verantwortlich. Sie ermöglichen das optimierte Aneinandervorbeigleiten der Muskeln und sorgen neben der Befestigung der Organe für die intrazelluläre Kommunikation zwischen Organen, Geweben, Gefäßen, Nerven und Bewegungsapparat. Zudem sorgen sie für die Trennung unterschiedlicher Gewebestrukturen. Sie spielen eine wichtige Rolle bei der muskulären Kraftübertragung, also bei An- bzw. Entspannungen sowie Dehnungen. Zudem haben sie Funktionen in der Kraftspeicherung sowie im Wasserhaushalt und auch im Immunsystem, indem sie bei der Abwehr von Krankheitserregern helfen und die Grundlage für die Heilung des Gewebes darstellen.

Wenn Faszien Ärger machen

Auch wenn sie noch nicht vollständig erforscht sind, werden verklebte Faszien häufig als Ursache für vielerlei Beschwerden gesehen, darunter Magen-Darm-Beschwerden. Für Probleme und Schmerzen ist dabei ein Verhärten oder eben Verkleben der Bindegewebsstrukturen verantwortlich. Auslöser dafür können Überlastung, Verletzungen, aber auch chemische Reize sein – sie schränken die Funktionalität der Faszien ein.

Weitere Ursachen für Faszienverklebungen

Zu wenig Bewegung oder die immer gleichen Bewegungsabläufe oder Körperhaltungen, wie wir sie oft im beruflichen Alltag ausführen oder einnehmen, führen häufig dazu, dass der Lymphfluss durch die Faszien ins Stocken gerät. Dann reichert sich an den betroffenen Stellen das Protein Fibrin an, das wie ein körpereigener Klebstoff wirkt. Eine andere Ursache für Verhärtungen kann Stress sein, denn durch ihn verändert sich unser Hormonhaushalt – vor allem das Stresshormon Kortisol wird vermehrt produziert. Auch das kann zu Verklebungen in den Faszien führen. Zusätzlich sind eine schlechte Ernährung und eine geringe Flüssigkeitszufuhr nicht zu vernachlässigende Faktoren bei Problemen mit den Faszien.

In der Folge verspüren wir Schmerzen im Gewebe, Nerven können gequetscht werden. Meist ist der Schmerz nicht punktuell, sondern strahlt in andere Bereiche aus. Verhärtete Faszien haben zudem eine entzündungsfördernde Wirkung.

Was tun?

Gegen verhärtete Faszien helfen Physiotherapie oder Massagen, wir können uns aber auch zu Hause mit Faszienübungen, Yoga oder Pilates selbst therapieren. Auch das Üben der tiefen Bauchatmung ist hilfreich und sollte zur täglichen Routine werden. Neben gezieltem Training und ausgewogener Bewegung ist es aber ebenso wichtig, auf eine gesunde Ernährung und Stressreduktion zu achten. Ziel ist dabei immer, die Beweglichkeit der Faszien zu verbessern und den Lymphfluss anzuregen. Achten Sie daher auch auf eine ausreichende Flüssigkeitszufuhr. Als Faustregel gilt: 30 ml pro kg Körpergewicht plus 500 ml pro 30 Min. Sport. Der Erhalt der Elastizität ist insbesondere für die Faszien im Bauchraum von Bedeutung, die sich durch diese Maßnahmen besser entfalten können und dadurch weniger verspannt sind. In der Folge können unsere Bauchorgane ihre Funktionalität ungestört ausüben.

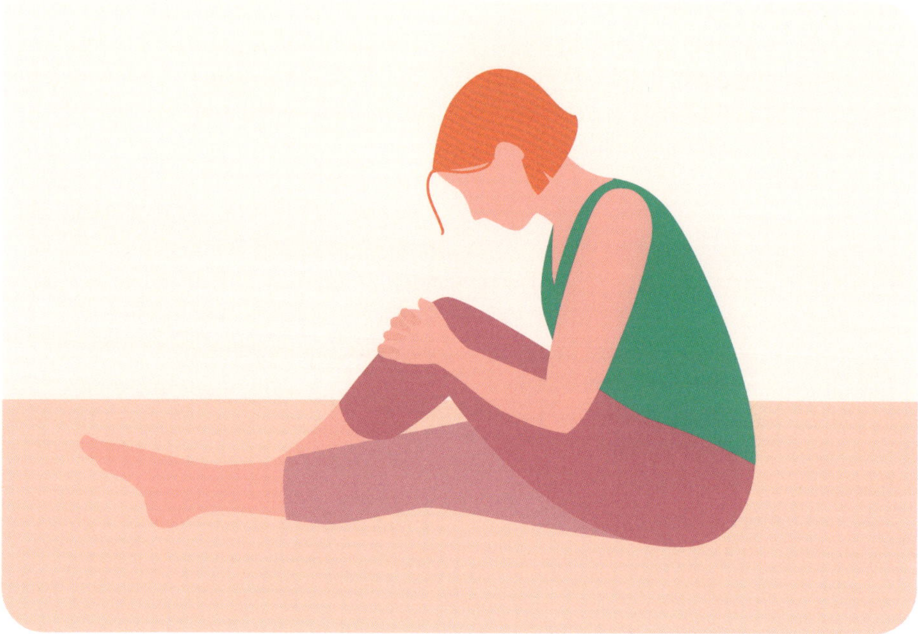

Faszienübungen für zu Hause

Diese leichten Übungen können Sie ganz einfach jeden Tag ausführen, um die Faszien rund um Ihre Organe, vor allem um Magen und Darm, zu unterstützen. Sie wirken sowohl präventiv als auch entlastend, sollten Sie bereits unter Beschwerden leiden. Hören Sie bei der Ausübung auf Ihren Körper: Wenn eine Übung oder eine Dehnung sehr unangenehm ist, lassen Sie sie aus oder reduzieren Sie die Dehnung.

Milz und Magen

Eine gute und einfache Übung für Milz und Magen ist der „Schnürsenkel“. Die Übung wirkt neben ihrer entspannenden Wirkung, die bei der Stressreduzierung hilft, wie eine leichte Magendrainage.

- Setzen Sie sich dafür mit ausgestreckten Beinen aufrecht auf den Boden.
- Winkeln Sie nun das linke Bein über dem rechten an und stellen Sie den linken Fuß an der rechten Außenseite des rechten Beins auf dem Boden ab.
- Umschließen Sie mit beiden Armen das angewinkelte Knie. Bewegen Sie den Kopf ebenfalls nach vorne und kommen Sie mit dem Oberkörper so in eine Beugestellung.
- Diese Stellung können Sie bis zu 3 Min. halten. Wechseln Sie dann die Beine.

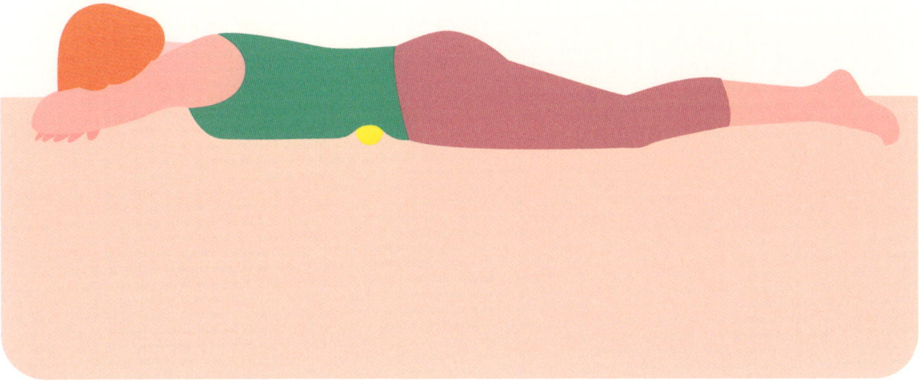

Darm

Diese Mobilisationsübung regt die Verdauung an, indem sie das ringförmige Zusammenziehen des Darms unterstützt. Außerdem wird dabei die Bauchfaszie massiert, wobei auch tiefe fasziale Schichten erreicht werden, die unter Umständen unter Verklebungen leiden können. Es ist wichtig, dass Sie über die gesamte Übung hinweg ruhig und gleichmäßig atmen, auch wenn das Aufliegen auf den Druckpunkten anstrengend oder sogar etwas schmerzvoll sein kann.

Legen Sie sich für die Übung auf einer Yogamatte flach auf den Bauch, die Arme können Sie seitlich neben sich legen oder über dem Kopf ausstrecken, je nachdem, was für Sie bequemer ist. Platzieren Sie nun einen Faszienball an verschiedene Stellen zwischen Bauch und Boden und belassen Sie ihn dort, bis der Druck nachlässt.

Hier können Sie den Ball positionieren:

- zwischen Bauchnabel und Schambein
- zwischen rechter Beckenschaufel und Bauchnabel
- zwischen linker Beckenschaufel und Bauchnabel
- zwischen Brustbeinspitze und Bauchnabel

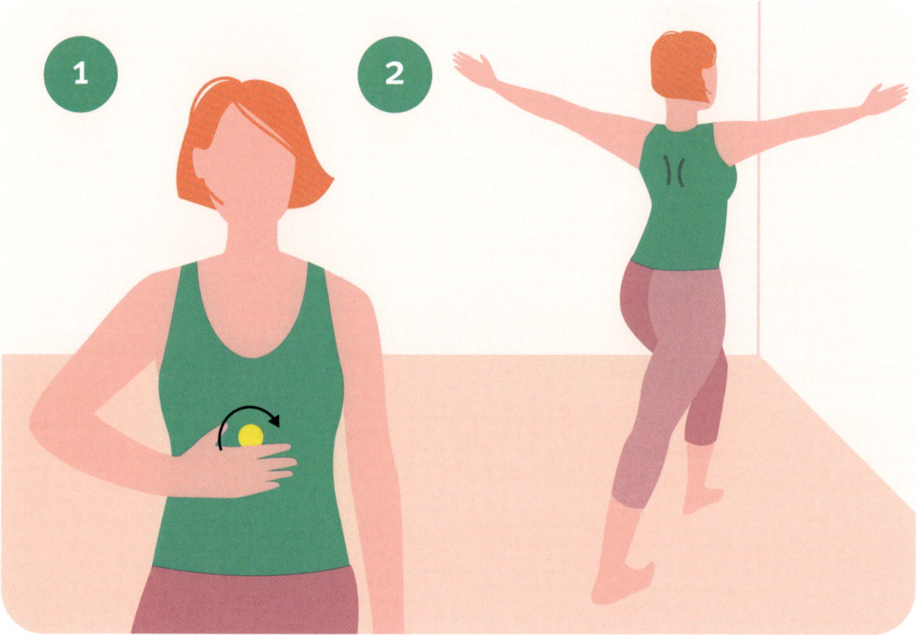

Zwerchfell

Auch ein verspanntes Zwerchfell kann zu unangenehmen Symptomen führen. Dazu gehören Sodbrennen oder Reflux. Diese beiden Übungen dienen der Entspannung des Zwerchfells.

Übung 1

- Suchen Sie zunächst mit einer Hand die Vertiefung mittig unter Ihrem Brustkorb, direkt unter dem Brustbein, diese Stelle ist bei Refluxpatienten sehr empfindlich.
- Platzieren Sie einen kleinen Faszienball genau in dieser Kuhle, dann legen Sie die flache Hand darauf und führen Sie mit dem Ball 3–4 Min. kleine kreisende Bewegungen aus.

Übung 2

- Stellen Sie sich mit dem Gesicht voran in eine Zimmerecke.
- Strecken Sie beide Arme zur Seite aus und legen Sie die Handflächen an die Wände links und rechts neben sich. Ihre Arme sind dabei auf derselben Höhe und parallel zum Boden ausgerichtet.
- Gehen Sie nun in den Ausfallschritt und bewegen Sie Ihren Oberkörper in Richtung Zimmerecke. Es soll eine Dehnung im Brustraum entstehen, die weiter bis in die Arme ziehen kann.
- Spüren Sie die Dehnung und wechseln Sie nach ein paar tiefen Atemzügen die Beine und wiederholen Sie die Übung.

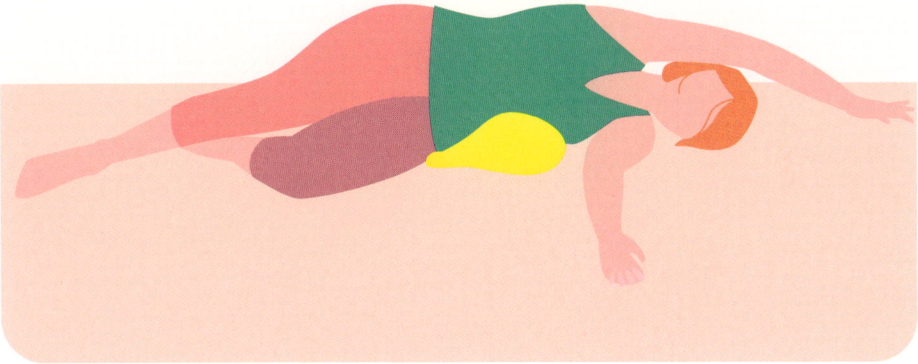

Leber

Diese Übung soll die Entfaltung der Leber fördern, indem die das Entgiftungsorgan umgebenden Faszien von eventuellen Verklebungen befreit werden. Dadurch wird im besten Fall die volle Funktionalität der Leber wieder erreicht.

- Legen Sie sich seitlich auf den Boden, die linke Seite liegt auf der Yogamatte auf, der linke Arm liegt vor Ihnen auf dem Boden ab.
- Platzieren Sie unter Ihrer linken Seite ein großes rundliches Kissen oder Polster. Es soll unter Ihren unteren Rippen liegen, sodass diese gedehnt werden.
- Während der Kopf am Boden liegt, winkeln Sie das untere Bein leicht an. Den oberen Arm strecken Sie über den Kopf und verstärken dadurch die Dehnung in der Seite.
- Den unteren Arm strecken Sie im 90-Grad-Winkel zu ihrem Körper nach vorne. Halten Sie die Position 2–3 Min., wechseln Sie dann die Seiten und wiederholen Sie die Übung auf der anderen Seite.

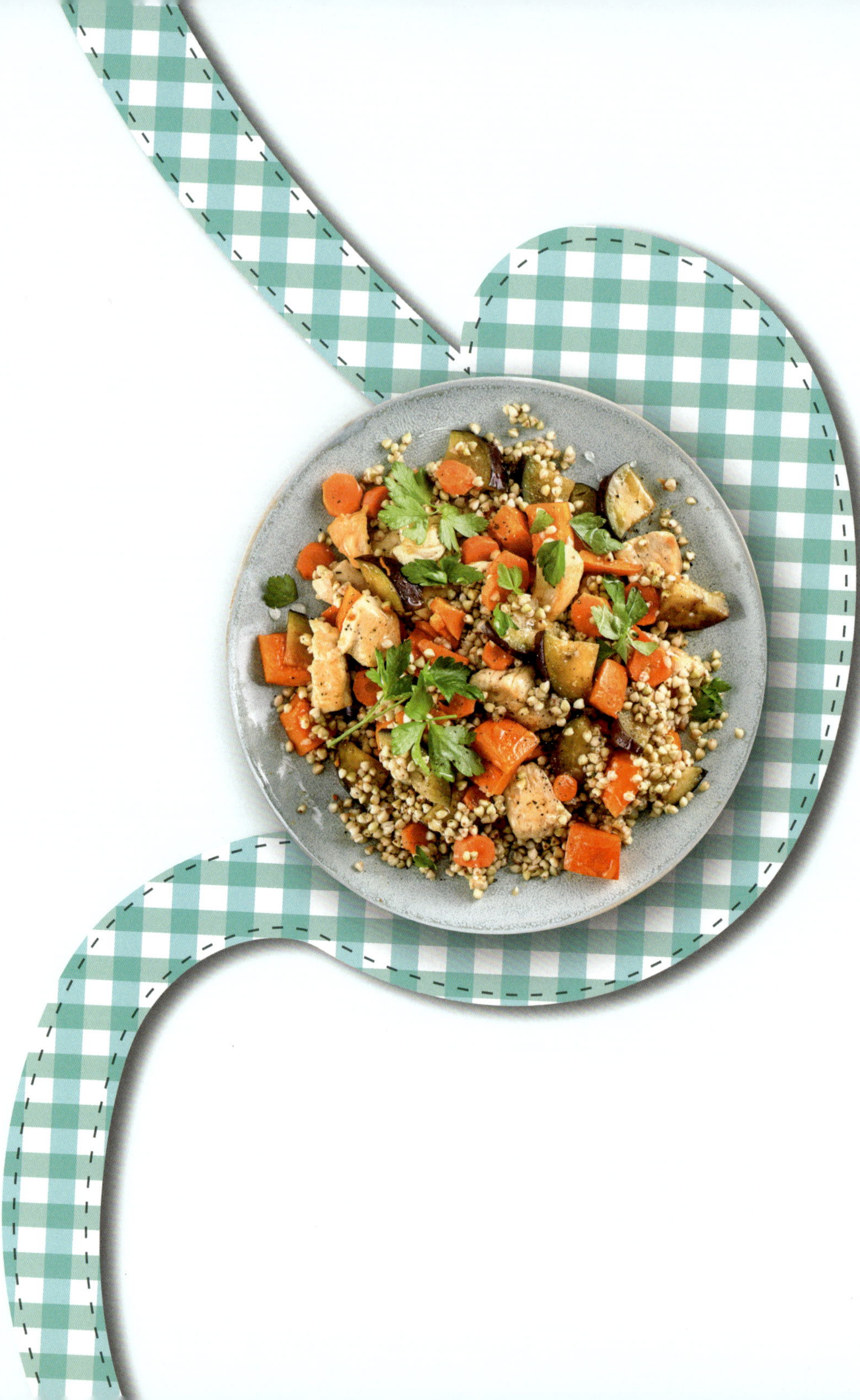

Magen-schmeichler-Rezepte

Mit diesen köstlichen Rezepten füttern Sie Ihren Magen über den Tag hinweg gesund und glücklich.

Dinkelgrießbrei nach Hildegard von Bingen

Für 4 Portionen

15 Min.

400 ml Haferdrink • 1 Prise Salz • 100 g Dinkelgrieß • 4 Karotten • 4 Birnen • 2 Bananen • 6 EL Pekannüsse • 2 EL Rapsöl

- In einem Topf 400 ml Wasser, Haferdrink und Salz zum Kochen bringen. Dinkelgrieß hineingeben und alles bei schwacher Hitze unter Rühren etwa 5 Min. köcheln lassen.

- Karotten und Birnen waschen und beides fein reiben. Bananen zerdrücken und Pekannüsse hacken.

- Obst, Karotten und Öl in den noch warmen Brei rühren. Diesen auf Schälchen verteilen und mit Pekannüssen garnieren.

Nährwerte pro Portion

›460 kcal ›8 g E ›19 g F ›66 g KH

Tipp Um Zeit zu sparen, können Sie auch die ganzen Karotten, Birnen und Bananen zusammen mit dem Öl im Hochleistungsmixer pürieren. Die Mischung dann einfach in den Brei rühren.

Hokkaido-Teff-Porridge

Für 4 Portionen

20 Min. + 15 Min. Kochzeit

400 g Hokkaido • 200 g Kartoffeln • 1½ Äpfel • 150 g Teffmehl (Reformhaus oder Bioladen) • 100 ml Apfelsaft

- Hokkaido, Kartoffeln und Äpfel schälen und würfeln. Kürbis und Kartoffeln in 400 ml Wasser zum Kochen bringen und zugedeckt bei mittlerer Hitze etwa 15 Min. köcheln lassen.

- Dann Teffmehl und Äpfel unterrühren und alles unter Rühren weitere 5 Min. garen. Vom Herd nehmen, Apfelsaft hinzugeben und alles bis zur gewünschten Konsistenz pürieren. Den Porridge auf Schälchen verteilen.

Nährwerte pro Portion

›235 kcal ›8 g E ›1 g F ›48 g KH

Tipp Wenn gewünscht, können Sie den Porridge zusätzlich zum Apfelsaft noch mit etwas Ahornsirup süßen.

Flockenmüsli mit Apfelmus

Für 4 Portionen
10 Min.

80 g Reisflocken • 120 g Hirseflocken • 1,2 kg Joghurt • 800 g Apfelmus • 4 Handvoll Cashewkerne • 4 EL Sonnenblumenkerne

● Flocken mit Joghurt verrühren und auf Schälchen verteilen. Apfelmus zum Müsli geben. Cashewkerne hacken und mit Sonnenblumenkernen über das Müsli streuen.

Nährwerte pro Portion
›670 kcal ›22 g E ›24 g F ›89 g KH

Saftiges Bananenbrot

Für 1 Brot (10 Scheiben)
20 Min. + 25–30 Min. Backzeit

3 Bananen • 6 Datteln (ohne Stein) • 30 ml Haferdrink • 1 Pck. Backpulver • 250 g Buchweizenmehl • 1 Prise Salz • ½ TL Zimtpulver • 50 g gehackte Mandeln

● Den Backofen auf 220 Grad (Umluft: 200 Grad) vorheizen. Bananen schälen und mit Datteln sowie Haferdrink in der Küchenmaschine oder im Mixer zu einem Brei verarbeiten. Backpulver, Buchweizenmehl, Salz und Zimt hinzugeben und alles zu einem Brotteig verkneten. Zum Schluss Mandeln einarbeiten.

● Eine Kastenform mit Backpapier auslegen und den Teig hineingeben. Das Brot im Ofen auf der mittleren Schiene 25–30 Min. backen. Aus der Form nehmen und vor dem Servieren auskühlen lassen.

Nährwerte pro Portion
›165 kcal ›3 g E ›3 g F ›31 g KH

Kartoffel-Kürbis-Brötchen

Für 4 Portionen

⏲ 40 Min. + 35 Min. Backzeit

- 200 g Hokkaido
- 125 g Kartoffelmehl, plus mehr zum Bestreuen
- 1½ TL Backpulver
- 10 g gepuffter Amarant
- ½ TL Salz
- 1 EL Johannisbrotkernmehl
- 1 EL Rapsöl
- ½ EL Apfelessig
- 125 ml Mineralwasser mit Kohlensäure

● Den Backofen auf 200 Grad (Umluft: 180 Grad) vorheizen. Kürbis entkernen, in Spalten schneiden und auf einem mit Backpapier ausgelegten Backblech verteilen. Kürbis im Ofen in 15–20 Min. weich garen.

● Inzwischen Kartoffelmehl, Backpulver, Amarant, Salz und Johannisbrotkernmehl mischen. Hokkaido im Mixer mit Öl und Apfelessig pürieren, anschließend mit den Knethaken des Handrührgeräts unter die Mehlmischung arbeiten. Nach und nach das Mineralwasser unterkneten.

● Die Arbeitsfläche mit Kartoffelmehl bestreuen und darauf aus dem Teig acht Kugeln formen, diese auf ein mit Backpapier belegtes Blech legen. Ein hitzefestes Schälchen mit Wasser in den Backofen stellen, damit die Brötchen knusprig werden. Die Brötchen für 30 Min. in den Ofen geben, anschließend die Temperatur auf 180 Grad (Umluft: 160 Grad) reduzieren und die Brötchen in 5 Min. fertig backen. Dann im ausgeschalteten Ofen 5 Min. ruhen lassen. Die fertigen Kürbisbrötchen auf einem Rost auskühlen lassen.

Nährwerte pro Portion

›155 kcal ›1 g E ›3 g F ›31 g KH

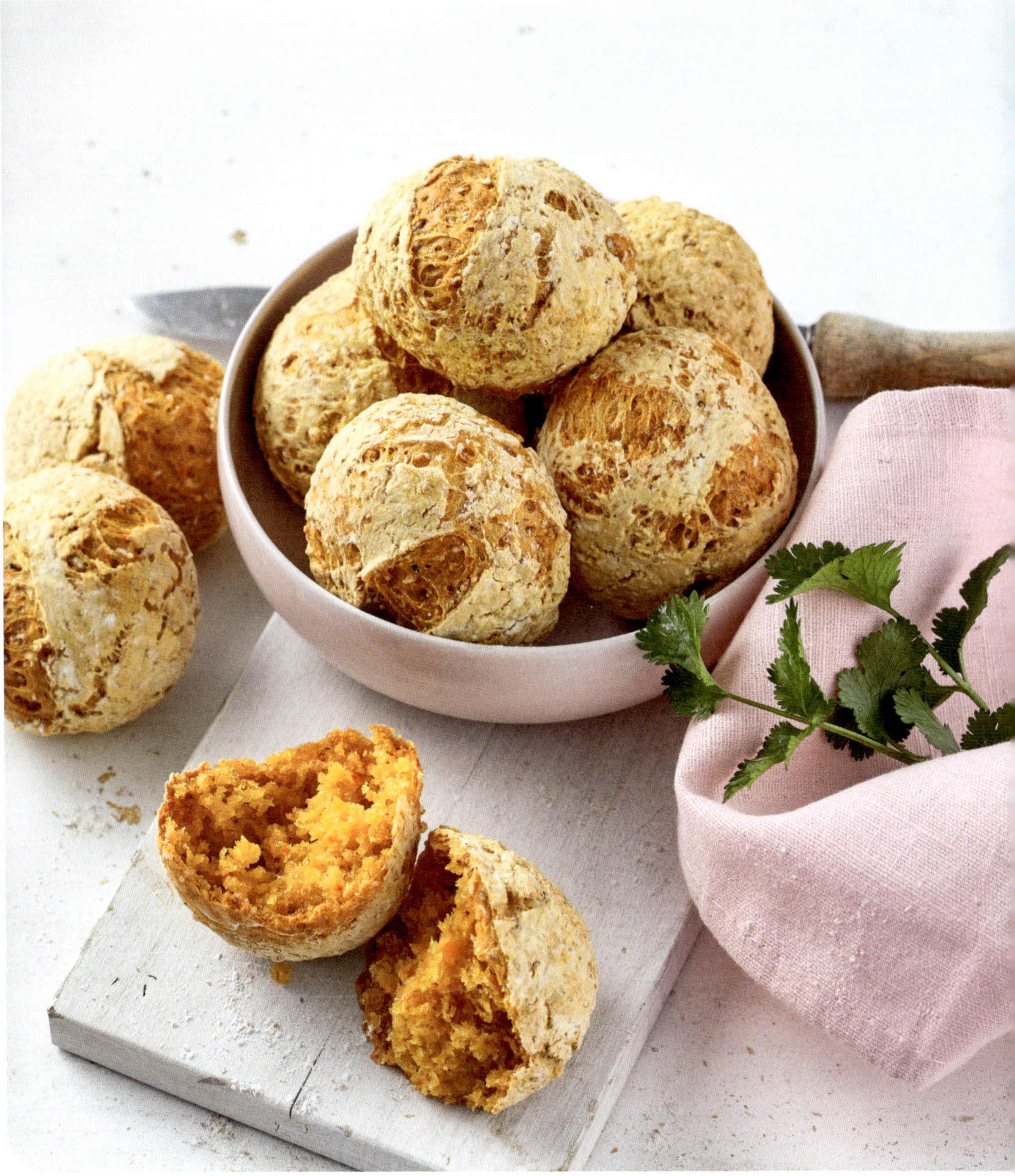

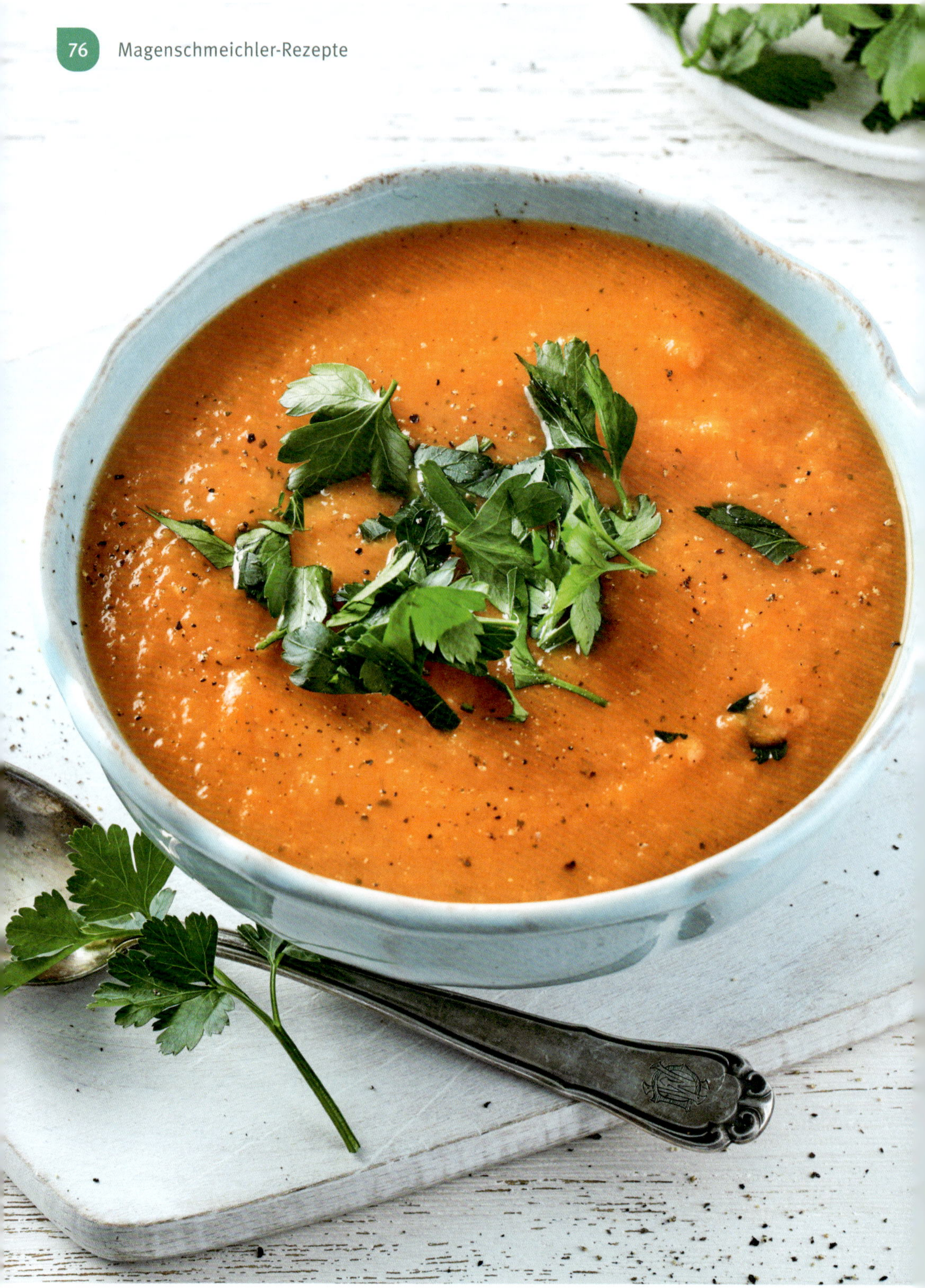

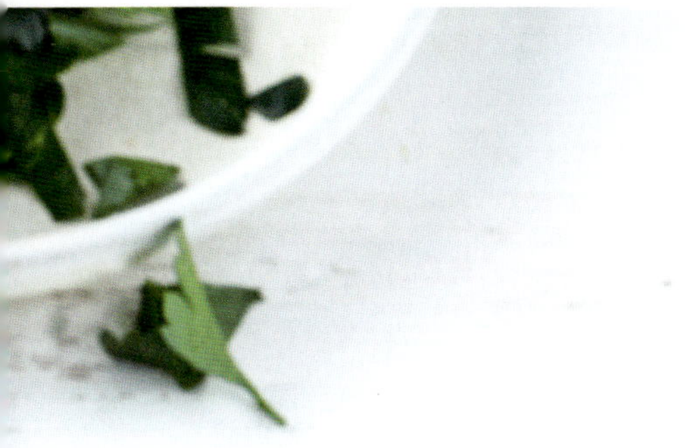

Karottencremesuppe

Für 4 Portionen

20 Min. + 20 Min. Kochzeit

800 g Karotten • 160 g Zwiebeln • etwas frische Petersilie • 2 EL Butter • 1 l Gemüsebrühe • Salz, Pfeffer

● Karotten waschen und in Würfel schneiden. Zwiebeln schälen und fein hacken. Petersilie grob hacken.

● Butter in einem Topf erhitzen und Zwiebeln darin 2 Min. anschwitzen. Karotten dazugeben und alles unter Rühren 3 Min. garen. Gemüsebrühe dazugeben und die Suppe bei schwacher Hitze 20 Min. köcheln lassen. Anschließend mit dem Pürierstab fein mixen. Wenn sie zu dickflüssig ist, noch etwas Wasser zugeben.

● Die Suppe mit Salz und wenig Pfeffer abschmecken, auf Schalen verteilen und mit Petersilie garnieren.

Nährwerte pro Portion

›130 kcal ›3 g E ›7 g F ›13 g KH

Cremige Kohlrabisuppe

Für 4 Portionen

25 Min. + 15–20 Min. Kochzeit

1 kg Kohlrabi • 200 g Kartoffeln • 1 Schalotte • etwas frische Petersilie • 3 EL Sonnenblumenöl • 750 ml Gemüsebrühe • Salz, Pfeffer • 1 Prise geriebene Muskatnuss

● Kohlrabi und Kartoffeln schälen und in grobe Stücke schneiden. Schalotte schälen und fein hacken. Petersilie ebenfalls fein hacken.

● Öl in einem großen Topf erhitzen und Schalotte darin bei mittlerer Hitze 2 Min. anschwitzen. Kohlrabi und Kartoffeln dazugeben und alles unter Rühren weitere 2 Min. garen. Gemüsebrühe dazugeben, zum Kochen bringen und die Suppe 15–20 Min. köcheln lassen.

● Gewürze zur Suppe geben und diese mit dem Pürierstab fein mixen. Die Kohlrabisuppe auf Schalen verteilen und mit Petersilie garnieren.

Nährwerte pro Portion

›195 kcal ›7 g E ›11 g F ›18 g KH

Reissuppe mit Karotten

Für 4 Portionen

⏲ 15 Min. + 25 Min. Kochzeit

Salz • 300 g Reis • 600 g Karotten • 6 Stängel frische Petersilie • 2 EL Olivenöl • ca. 1 TL Instant-Gemüsebrühe

- In einem Topf 2 l leicht gesalzenes Wasser zum Kochen bringen. Reis darin bei schwacher Hitze 25 Min. köcheln lassen.

- Inzwischen Karotten schälen und in Scheiben schneiden. Petersilie fein hacken. Beides nach 5 Min. zum Reis geben. Nach Ende der Kochzeit Öl unterrühren. Die Suppe mit wenig Gemüsebrühe abschmecken und auf Schalen verteilen.

Nährwerte pro Portion

›390 kcal ›9 g E ›9 g F ›69 g KH

Pastinaken-Kartoffel-Suppe

Für 4 Portionen

⏲ 25 Min. + 30 Min. Kochzeit

2 Schalotten • 400 g Pastinaken • 1 kleine Karotte • 400 g Kartoffeln • etwas frische Petersilie • 2 EL Rapsöl • 1 l Gemüsebrühe • Salz, Pfeffer

- Schalotten fein hacken. Pastinaken, Karotte und Kartoffeln schälen und alles in grobe Stücke schneiden. Petersilie fein hacken.

- Öl in einem Topf erhitzen und die Schalotten darin 2 Min. anschwitzen. Das Gemüse hinzugeben und alles weitere 2 Min. garen. Brühe hinzugeben und alles kurz aufkochen, dann bei mittlerer Hitze 30 Min. köcheln lassen.

- Die Suppe mit dem Pürierstab fein mixen. Dann mit Salz und wenig Pfeffer abschmecken, auf Schalen verteilen und mit Petersilie garnieren.

Nährwerte pro Portion

›185 kcal ›4 g E ›6 g F ›28 g KH

Pastasalat mit Joghurtdressing

Für 4 Portionen
25 Min.

Für den Salat
300 g Nudeln (z. B. Penne) • 300 g Brokkoli • 2 Karotten • 200 g Baby-Spinat
Für das Dressing
2 Bund frischer Dill • 200 g Joghurt • Salz, Pfeffer

- Nudeln nach Packungsanweisung kochen. Inzwischen Brokkoli in Röschen schneiden und für die letzten 5 Min. zu den Nudeln geben. Karotten waschen und grob raspeln. Alle Salatzutaten in einer großen Schüssel vermengen.

- Für das Dressing Dill fein hacken. Alle Zutaten in einer kleinen Schüssel verquirlen, über den Salat gießen und alles gut durchheben. Den Pastasalat auf Schalen verteilen und servieren.

Nährwerte pro Portion
›340 kcal ›16 g E ›5 g F ›58 g KH

Knackiger Sojasprossensalat

Für 4 Portionen
15 Min.

400 g Sojasprossen • etwas frisches Basilikum • 80 g Joghurt • Salz

- Sojasprossen kurz in kochendem Wasser blanchieren. Inzwischen Basilikum fein hacken und unter den Joghurt mischen. Das Dressing mit Salz abschmecken und unter die Sprossen heben. Den Sprossensalat auf Schalen verteilen und servieren.

Nährwerte pro Portion
›65 kcal ›6 g E ›2 g F ›6 g KH

Spinat-Karotten-Salat mit Joghurtdressing

Für 4 Portionen
⏲ 20 Min.

Für den Salat:
1 kg Karotten • 400 g Baby-Spinat • 80 g Walnüsse

Für das Dressing:
8 EL Joghurt • 2 EL Olivenöl • 2 Spritzer Zitronensaft • 2 TL mittelscharfer Senf • 1 TL Paprikapulver

● Für den Salat Karotten waschen, grob raspeln und zusammen mit dem Spinat in eine große Schüssel geben. Sorgfältig vermengen.

● Für das Dressing alle Zutaten verquirlen, über den Salat gießen und alles gut durchheben. Den Salat auf Schalen verteilen, mit Walnüssen garnieren und servieren.

Nährwerte pro Portion
›280 kcal ›9 g E ›20 g F ›17 g KH

Tipp Wenn Sie Rohkost schlecht vertragen, können Sie die Karotten auch kurz in kochendem Wasser blanchieren.

Feldsalat mit Tomaten, Zucchini und Oliven

Für 4 Portionen
⏲ 20 Min.

Für den Salat:
600 g Feldsalat • 400 g Tomaten • 300 g Zucchini • 120 g Oliven (entsteint)

Für das Dressing:
1 Bund frische Petersilie • 6 EL Joghurt • 2 EL Olivenöl • 2 Spritzer Zitronensaft • Salz, Pfeffer

● Für den Salat Feldsalat waschen, Tomaten in Spalten schneiden und beides in eine große Schüssel geben. Zucchini grob raspeln und mit den Oliven zum Salat geben.

● Für das Dressing Petersilie grob hacken. Dann alle Zutaten in einer kleinen Schüssel verquirlen, über den Salat geben und alles gut durchheben. Den Feldsalat auf Schalen verteilen und servieren.

Nährwerte pro Portion
›170 kcal ›6 g E ›13 g F ›7 g KH

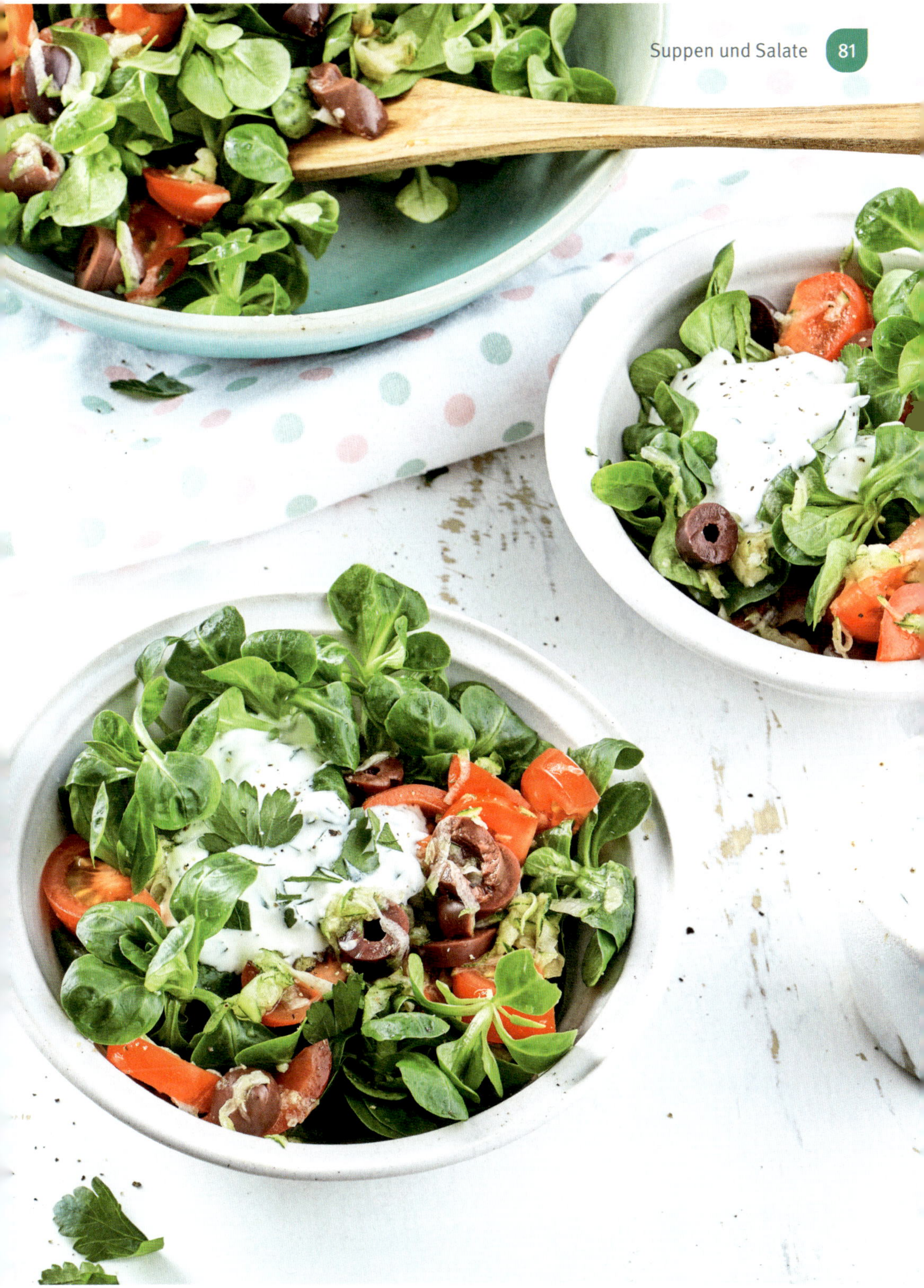

Süßer Honigmelonen-salat

Für 4 Portionen

15 Min.

600 g Honigmelone • 4 TL Honig

- Fruchtfleisch der Melone in Würfel schneiden und in eine Schüssel geben. Honig in 120 ml Wasser auflösen und damit die Melone marinieren. Den Honigmelonensalat auf Schalen verteilen und servieren.

Nährwerte pro Portion

›100 kcal ›1 g E ›0 g F ›22 g KH

Kartoffel-Sellerie-Salat

Für 4 Portionen

15 Min. + 10 Min. Kochzeit

800 g Knollensellerie • 400 g Kartoffeln • 4 EL Rapsöl • 4 EL Essig • Salz • 2 TL Zucker

- Sellerie und Kartoffeln schälen, in Würfel schneiden und in kochendem Wasser in etwa 10 Min. weich garen.

- Das warme Gemüse in eine Schüssel geben und mit den restlichen Zutaten marinieren. Den Kartoffel-Sellerie-Salat auf Schalen verteilen und servieren.

Nährwerte pro Portion

›225 kcal ›5 g E ›13 g F ›22 g KH

Zucchini-Hummus mit Gemüse

Für 4 Portionen
15 Min. + 20 Min. Backzeit

1 Zucchini • 2 EL Tahini • 1 Bund Koriandergrün • 1 TL gemahlener Kreuzkümmel • 1 TL Paprikapulver • Salz, Pfeffer • 300 g Karotten • 1 Gurke

● Den Backofen auf 180 Grad (Umluft: 160 Grad) vorheizen. Zucchini in 1 cm große Würfel schneiden, auf ein mit Backpapier belegtes Backblech legen und im Backofen 20 Min. garen.

● Zucchini, Tahini, Koriander und Gewürze im Mixer cremig pürieren. Karotten und Gurke in längliche Sticks schneiden. Diese mit dem Zucchini-Hummus zum Dippen servieren.

Nährwerte pro Portion
›125 kcal ›6 g E ›4 g F ›15 g KH

Tipp Wenn Sie Rohkost nicht so gut vertragen, macht sich der Hummus statt zum Dippen auch gut als Brotaufstrich.

Knusprige Brote mit Kürbisaufstrich

Für 8 Portionen
20 Min. + 20 Min. Backzeit

600 g Hokkaidokürbis • 2 Handvoll Koriandergrün • 2 TL Paprikapulver • Salz, Pfeffer • 8 Scheiben Knäckebrot

● Den Backofen auf 200 Grad (Umluft: 180 Grad) vorheizen. Kürbis entkernen, in Würfel schneiden und auf einem mit Backpapier belegten Backblech verteilen. Kürbis im Ofen 20 Min. garen.

● Kürbis mit Koriander, Paprikapulver, Salz und wenig Pfeffer im Mixer cremig pürieren, dann abkühlen lassen. Knäckebrot mit Aufstrich bestreichen und genießen.

Nährwerte pro Portion
›135 kcal ›5 g E ›1 g F ›27 g KH

Gefüllter Kohlrabi

Für 4 Portionen

⏲ 40 Min. + 15–20 Min. Backzeit

- Salz
- 4 Kohlrabi
- 120 g Hirse
- 200 g TK-Erbsen
- etwas frische Petersilie
- 3 Karotten
- 1 Zucchini
- 2 EL Olivenöl
- etwas geriebene Muskatnuss
- Pfeffer
- 150 ml Gemüsebrühe

● In einem Topf 500 ml Salzwasser zum Kochen bringen. Kohlrabi schälen, dann im Wasser in etwa 30 Min. bissfest garen. Inzwischen Hirse nach Packungsanweisung garen. Erbsen auftauen lassen.

● Petersilie hacken. Karotten waschen, und grob raspeln. Zucchini in kleine Würfel schneiden. Anschließend Karotten, Zucchini, Erbsen, Hirse, Olivenöl, Muskat, Salz und wenig Pfeffer miteinander vermengen.

● Kohlrabi aus dem Topf heben und etwas abkühlen lassen. Den Deckel der Kohlrabi abschneiden und die Knollen mit einem Teelöffel aushöhlen, dann in eine ofenfeste Form setzen. Das Kohlrabifruchtfleisch in feine Würfel schneiden und unter das übrige Gemüse mischen. Den Ofen auf 220 Grad (Umluft: 200 Grad) vorheizen.

● Kohlrabi mit der Gemüsemischung füllen. Das restliche Gemüse daneben in die Form geben. Gemüsebrühe dazugießen. Die Kohlrabi im Backofen in 15–20 Min. goldbraun backen und vor dem Servieren mit Petersilie bestreuen.

Nährwerte pro Portion

›345 kcal ›14 g E ›7 g F ›40 g KH

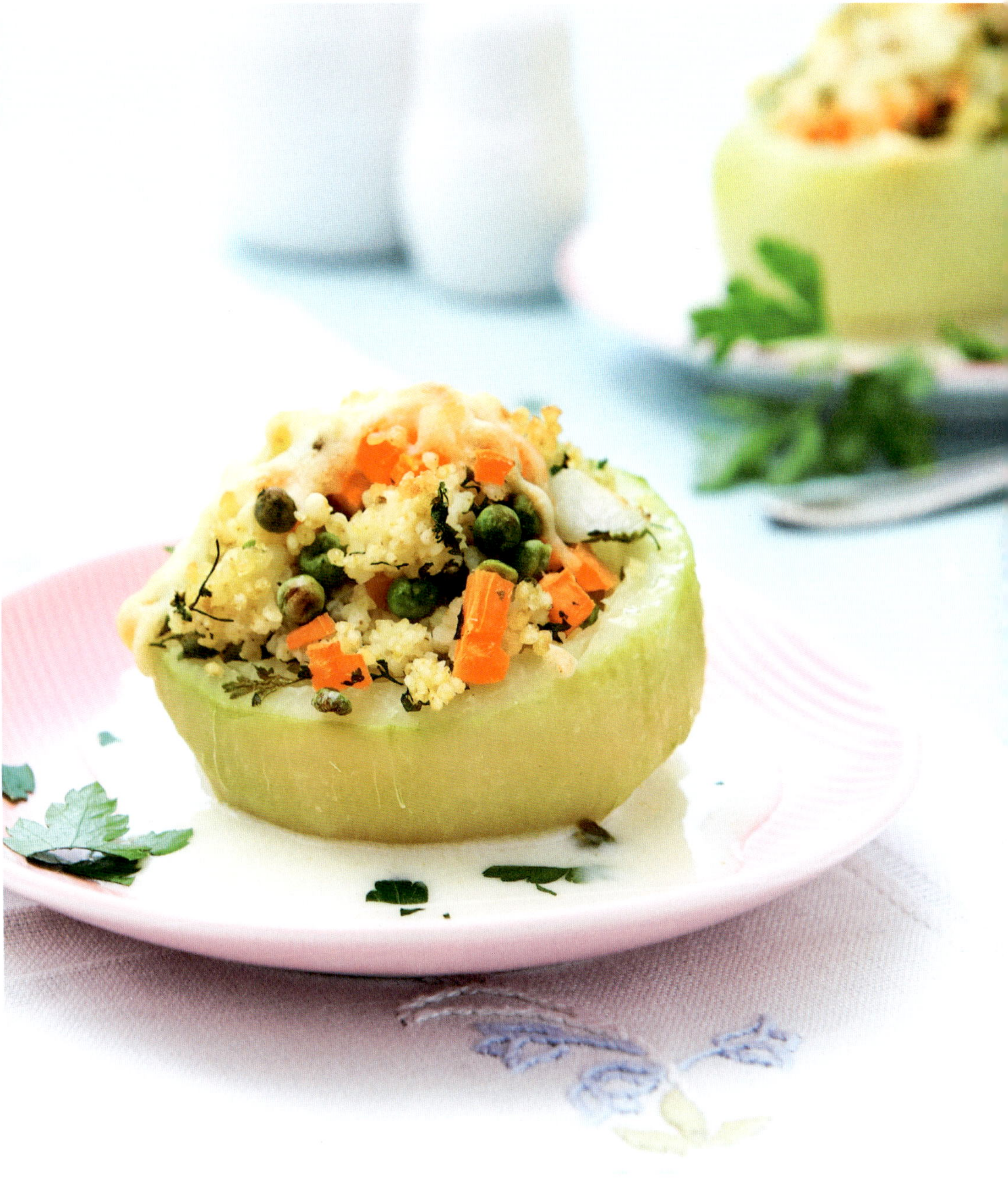

Käsiger Brokkoli-Nudel-Auflauf

Für 4 Portionen

25 Min. + 10 Min. Backzeit

800 g Brokkoli • 600 g Nudeln (z. B. Farfalle) • 4 Eier • etwas geriebene Muskatnuss • 300 g Parmesan • 250 ml Milch

- Brokkoli in Röschen teilen. Nudeln nach Packungsanweisung kochen und für die letzten 5 Min. Brokkoli hinzugeben. Inzwischen den Ofen auf 200 Grad (Umluft: 180 Grad) vorheizen.

- Eier verquirlen und mit Nudeln, Brokkoli und Muskat vermengen. Die Masse in eine Auflaufform geben. Parmesan fein reiben, mit Milch verrühren und über die Nudeln gießen. Den Auflauf im Ofen auf der mittleren Schiene 10 Min. backen, dann direkt servieren.

Nährwerte pro Portion

›1035 kcal ›60 g E ›37 g F ›114 g KH

Herzhafte Dinkelflocken-Laibchen

Für 4 Portionen

40 Min.

330 ml Milch • 270 g Dinkelflocken • 70 g geriebener Käse • 30 g Blattspinat • 1 Prise Salz • 1 Prise geriebene Muskatnuss • etwa 2 EL Semmelbrösel • 2 EL Butterschmalz

- Milch in einem Topf erhitzen und darin Dinkelflocken unter Rühren zu einem Brei kochen. Käse, Spinat, Salz und Muskat unterrühren und das Ganze abkühlen lassen.

- Aus der Masse mit den Händen Laibchen formen. Ist die Masse zu weich, einige Semmelbrösel unterkneten. Laibchen in Semmelbröseln wälzen.

- Butterschmalz in einer Pfanne erhitzen und darin die Laibchen bei mittlerer Hitze auf jeder Seite 10 Min. anbraten, bis sie knusprig sind. Auf Küchenpapier abtropfen lassen und servieren.

Nährwerte pro Portion

›420 kcal ›17 g E ›13 g F ›58 g KH

Rucola-Kräuter-Rührei

Für 4 Portionen
20 Min.

4 Handvoll Rucola • etwas frische Petersilie und Oregano • 8 Eier • Salz, Pfeffer • 2 EL Butterschmalz

● Rucola waschen und nach Wunsch etwas zerkleinern. Kräuter grob hacken. Eier verquirlen und etwas Salz und Pfeffer hinzugeben.

● Butterschmalz in einer Pfanne erhitzen und die Eier hinzufügen. Dann Rucola und Kräuter unterheben und alles stocken lassen. Nach etwa 2 Min. mit dem Kochlöffel etwas zerreißen und das Rührei direkt servieren.

Nährwerte pro Portion
›295 kcal ›21 g E ›23 g F ›1 g KH

Frische Sommerrollen mit Feta

Für 4 Portionen
30 Min.

200 g Reisbandnudeln (Asialaden) • 4 Karotten • 1 EL Rapsöl • 250 ml Gemüsebrühe • 1 Gurke • 400 g Feta • 4 Avocados • etwas frisches Thai-Basilikum oder Koriandergrün • 16 Blätter Reispapier (Asialaden) • 160 ml Sojasauce

● Nudeln nach Packungsanweisung kochen. Karotten klein würfeln. Öl in einer Pfanne erhitzen und Karotten darin anschwitzen, mit Gemüsebrühe ablöschen und bissfest garen.

● Gurke und Feta klein würfeln. Avocados halbieren, entkernen, schälen und in Würfel schneiden. Kräuter zerzupfen.

● Heißes Wasser in einen tiefen Teller geben. Reisblätter einzeln kurz eintauchen, auf ein Holzbrett legen und Gemüsewürfel, Feta, Nudeln und Kräuter in die Mitte geben. Enden einschlagen und alles zu einer Rolle verschließen. Sommerrollen mit Sojasauce servieren.

Nährwerte pro Portion
›820 kcal ›30 g E ›45 g F ›76 g KH

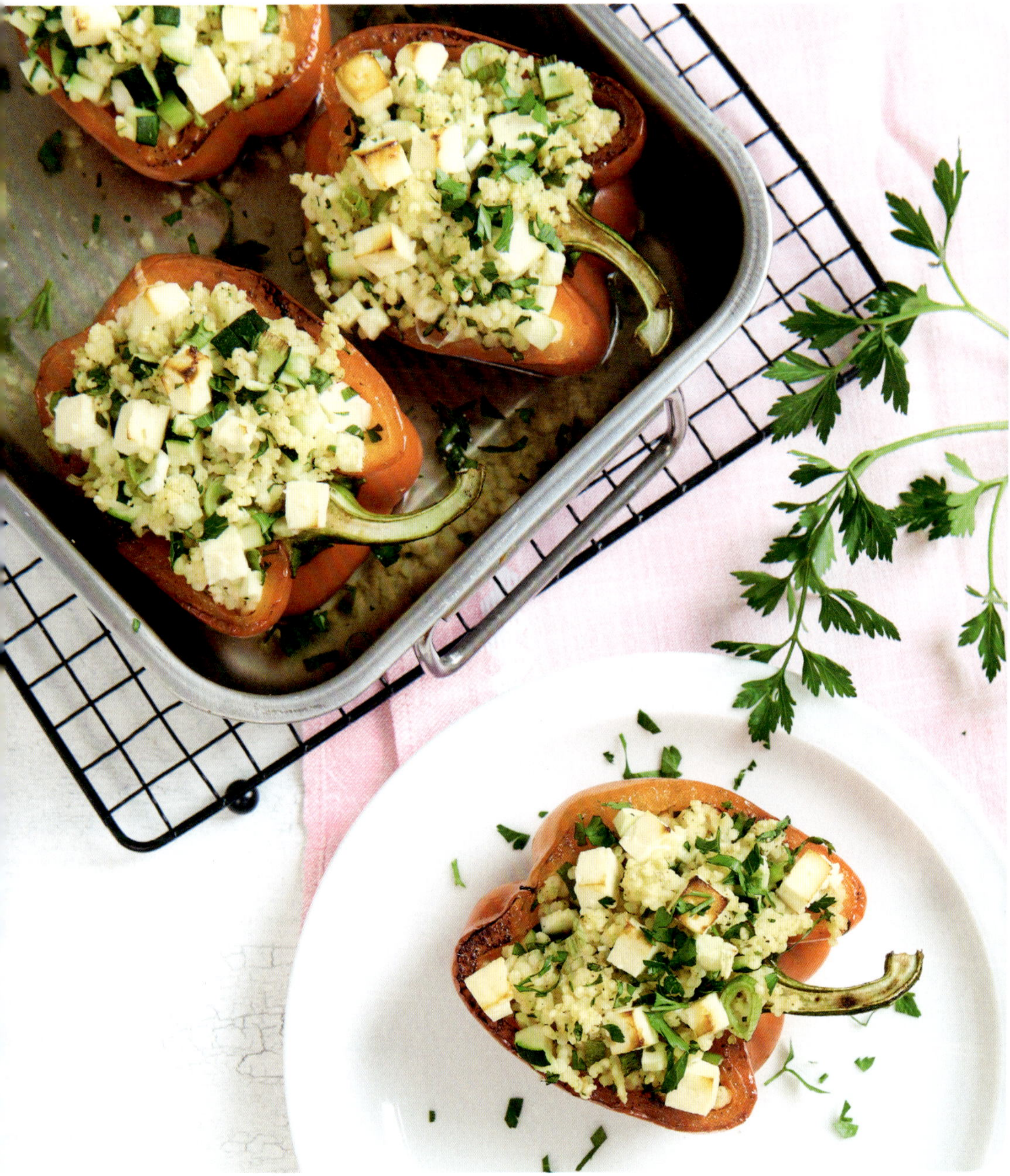

Gefüllte Paprika mit Couscous

Für 4 Portionen

30 Min. + 20 Min. Backzeit

- 400 ml Gemüsebrühe
- 250 g Couscous
- 4 rote Paprikaschoten
- ½ Bund frische Petersilie
- 1 Zwiebel
- 1 kleine Zucchini
- 2 EL Olivenöl
- 150 g Feta

● 250 ml Gemüsebrühe in einem Topf zum Kochen bringen. Couscous damit übergießen und 5 Min. quellen lassen.

● Inzwischen den Backofen auf 200 Grad (Umluft: 180 Grad) vorheizen. Paprikaschoten längs halbieren und Innenhäute sowie Kerne entfernen. Petersilie fein hacken. Zwiebel schälen und klein schneiden. Zucchini in feine Würfel schneiden. Eine ofenfeste Form mit 1 TL Öl ausfetten. Feta in kleine Würfel schneiden.

● Restliches Öl in einem Topf erhitzen und Zwiebel darin bei mittlerer Hitze 2 Min. anschwitzen, dann Zucchini hinzugeben und alles weitere 2 Min. garen. Couscous unterrühren. Paprikaschoten mit Couscous-Mischung und Fetawürfeln füllen und in die Form setzen, 150 ml Gemüsebrühe angießen und das Ganze im Backofen auf der mittleren Schiene 20 Min. garen. Anschließend mit Petersilie garnieren.

Nährwerte pro Portion

›445 kcal ›17 g E ›16 g F ›56 g KH

Penne mit Auberginensauce

Für 4 Portionen

20 Min. + 10 Min. Kochzeit

400 g Dinkel-Vollkorn-Penne • Salz • 4 Karotten • 2 Auberginen • 6 EL Kokosöl • 800 g Dosentomaten • Pfeffer • etwas getrockneter Oregano, Rosmarin und Thymian • 2 TL Zucker • 1 Bund frisches Basilikum

- Penne nach Packungsanweisung in Salzwasser bissfest garen. Inzwischen Karotten schälen und zusammen mit Auberginen in Würfel schneiden.

- Kokosöl in einer Pfanne erhitzen und Karotten und Auberginen darin bei mittlerer Hitze 5 Min. anbraten. Tomaten hinzugeben und alles mit Salz, wenig Pfeffer, Kräutern, Zucker und Basilikumblättern würzen. Die Sauce 10 Min. köcheln lassen. Abgegossene Nudeln unterrühren und servieren.

Nährwerte pro Portion

›620 kcal ›19 g E ›25 g F ›80 g KH

Schnelle Pasta mit Gartenkräutern

Für 4 Portionen

20 Min.

400 g Nudeln (z. B. Fusilli) • je etwas frische Petersilie, Basilikum, Liebstöckel, Oregano, Rosmarin • 6 EL Butter • 3 EL Weizenmehl • 750 ml Milch • Salz, Pfeffer • 150 g geriebener Emmentaler

- Nudeln nach Packungsanweisung kochen. Inzwischen Kräuter fein hacken.

- Butter in einem Topf erhitzen und mit einem Schneebesen zügig das Mehl einrühren. Milch angießen und zügig weiterrühren, sodass eine Mehlschwitze entsteht. Diese einmal aufkochen.

- Nudeln, Kräuter, Salz und wenig Pfeffer hinzugeben und alles gut durchmischen. Die Kräuternudeln auf Teller verteilen und mit geriebenem Käse garnieren.

Nährwerte pro Portion

›770 kcal ›32 g E ›33 g F ›86 g KH

Ofenfisch mit Wurzelgemüse

Für 4 Portionen
⏲ 25 Min. + 14–18 Min. Backzeit

400 g Karotten • 400 g Knollensellerie • etwas frische Petersilie • 3 EL Butterschmalz • 800 g Fischfilet nach Wahl • Salz, Pfeffer • etwas Öl für die Form

● Karotten und Sellerie schälen und beides in kleine Würfel schneiden. Petersilie fein hacken. Den Ofen auf 190 Grad (Umluft: 170 Grad) vorheizen.

● Butterschmalz in einem Topf erhitzen. Karotten sowie Sellerie darin 5–6 Min. garen.

● Fischfilet salzen, wenig pfeffern und in eine gefettete Auflaufform geben. Gemüse mit der Petersilie vermengen und in einer zweiten Form verteilen. Beides für 14–18 Min. in den Ofen geben. Den Fisch zum Wurzelgemüse servieren.

Nährwerte pro Portion
›345 kcal ›41 g E ›16 g F ›7 g KH

Pfannenfisch mit Sellerie und Karotten

Für 4 Portionen
⏲ 30 Min.

800 g Karotten • 800 g Knollensellerie • 2 Bund Petersilie • 8 EL Rapsöl • Salz • 1 Lorbeerblatt • 800 g Fischfilet nach Wahl

● Karotten und Sellerie schälen und klein schneiden. Petersilie fein hacken.

● Öl in einem großen Topf erhitzen und das Gemüse darin zusammen mit Salz und Lorbeerblatt etwa 3 Min. anschwitzen. Fisch hinzufügen und alles etwa 15 Min. weitergaren, bis der Fisch weich und zart ist. Das Gericht auf Teller verteilen und mit Petersilie garniert servieren.

Nährwerte pro Portion
›495 kcal ›40 g E ›30 g F ›15 g KH

Schollenfilet im Päckchen mit Reis

Für 4 Portionen
20 Min. + 20 Min. Backzeit

400 g Reis • 800 g Schollenfilet • Salz • 4 Spritzer Zitronensaft • 4 Tomaten • 8 EL Olivenöl

- Reis nach Packungsanweisung garen. Inzwischen Schollenfilet mittig auf einen Bogen Alufolie legen und die Seiten der Folie leicht nach oben biegen. Schollenfilet salzen und mit Zitronensaft beträufeln. Den Backofen auf 200 Grad (Umluft: 180 Grad) vorheizen.

- Tomaten in Scheiben schneiden und auf dem Fisch verteilen. Das Ganze mit Öl beträufeln und das Päckchen verschließen.

- Den Fisch im Ofen auf der mittleren Schiene 20 Min. garen. Direkt aus dem Päckchen mit Reis servieren.

Nährwerte pro Portion
›795 kcal ›46 g E ›33 g F ›78 g KH

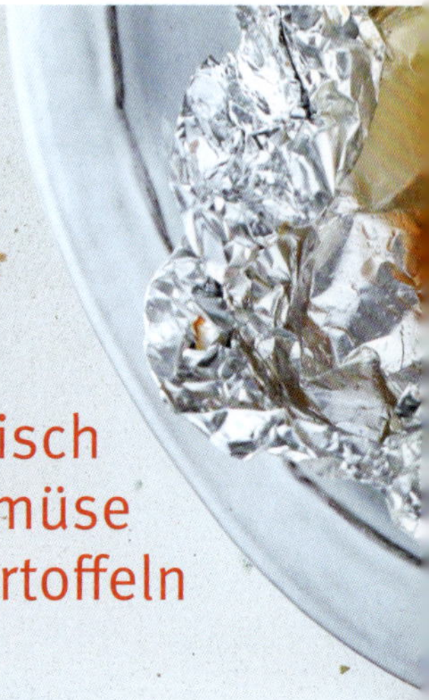

Folienfisch mit Gemüse und Kartoffeln

Für 4 Portionen
25 Min. + 20 Min. Backzeit

800 g Kartoffeln • 800 g Fischfilet nach Wahl • 400 g Zucchini • 400 g Karotten • 8 EL Olivenöl • 4 Spritzer Zitronensaft • Salz

- Kartoffeln in etwa 20 Min. gar kochen. Inzwischen Fischfilet mittig auf einen Bogen Alufolie legen und die Seiten der Folie leicht nach oben biegen. Den Ofen auf 200 Grad (Umluft: 180 Grad) vorheizen.

- Zucchini und Karotten waschen und in dünne Streifen schneiden. Diese auf dem Fisch verteilen, mit Öl und Zitronensaft beträufeln und mit Salz würzen. Das Päckchen verschließen (nicht zu eng, der Fisch soll Platz haben).

- Den Fisch im Ofen auf der mittleren Schiene 20 Min. garen und direkt aus dem Päckchen mit den Kartoffeln servieren.

Nährwerte pro Portion
›585 kcal ›41 g E ›30 g F ›36 g KH

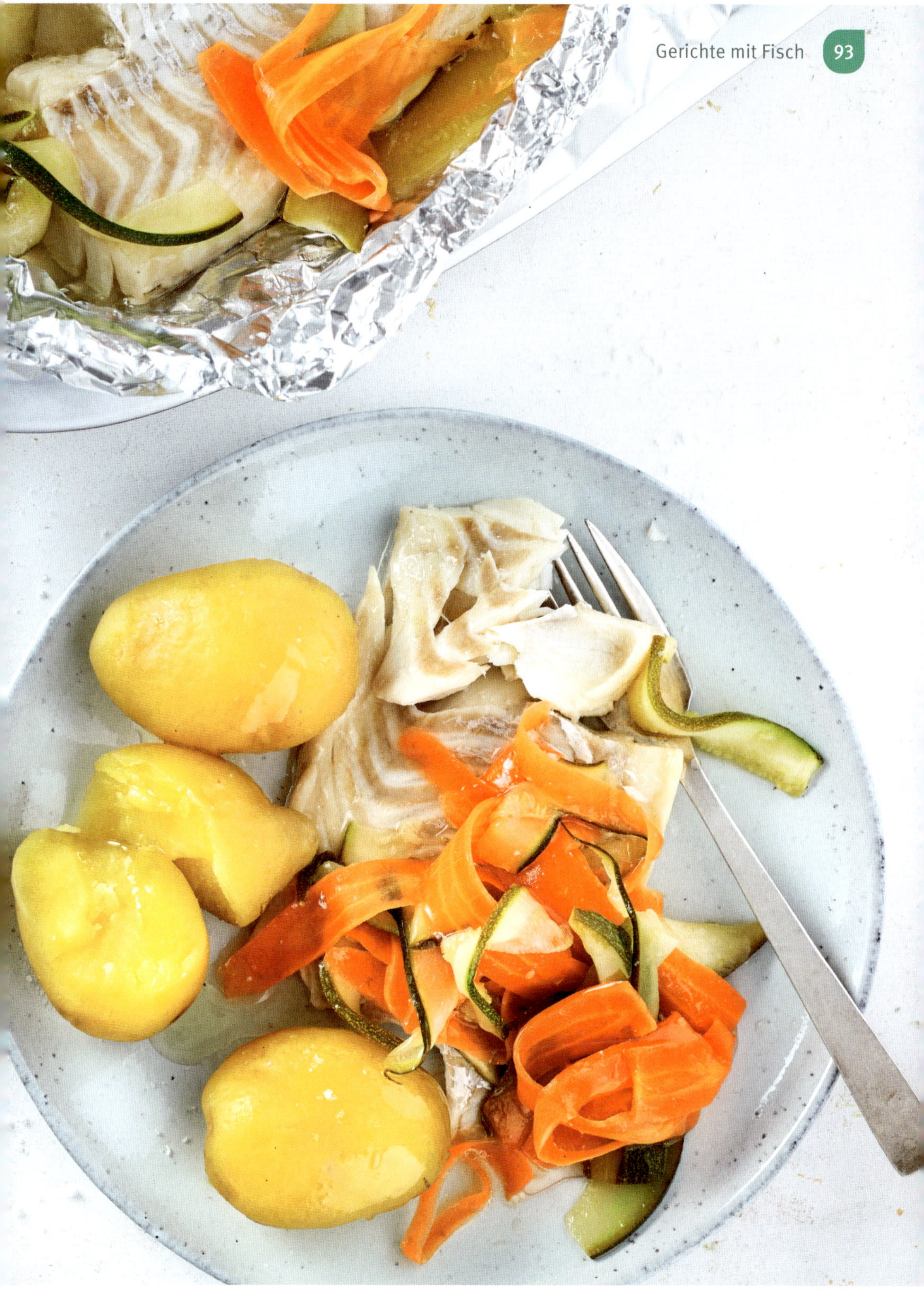

Putenschnitzel mit Blumenkohl

Für 4 Portionen

25 Min. + 1–2 Std. Marinierzeit + 15 Min. Backzeit

4 Putenschnitzel (à 100 g) • Pfeffer • 2 unbehandelte Zitronen • 70 ml Olivenöl • 400 g Blumenkohl • 100 g Mozzarella • Salz

● Fleisch Zimmertemperatur annehmen lassen, dann mit wenig Pfeffer einreiben. Zitronenschale fein abreiben und mit Olivenöl mischen. Schnitzel mit etwas Marinade bestreichen und 1–2 Std. bei Zimmertemperatur marinieren lassen.

● Den Backofen auf 200 Grad (Umluft: 170 Grad) vorheizen. Den Blumenkohl in Röschen zerteilen. Schnitzel auf ein mit Backpapier belegtes Blech legen, restliche Marinade darübergeben und Blumenkohl daneben verteilen. Mozzarella in Scheiben schneiden und auf die Schnitzel geben. Das Ganze mit Salz würzen, im Backofen 15 Min. garen und direkt servieren.

Nährwerte pro Portion

›380 kcal ›33 g E ›25 g F ›7 g KH

Buchweizen mit Hähnchen und Gemüse

Für 4 Portionen

40 Min.

360 g Buchweizen • 470 g Hähnchenbrustfilet • 270 g Karotten • 270 g Aubergine • 270 g Hokkaidokürbis • 1 Bund frische Petersilie • 2½ EL Rapsöl • 270 ml Gemüsebrühe • Salz, Pfeffer

● Buchweizen mit 670 ml Wasser zum Kochen bringen und so lange garen, bis die ganze Flüssigkeit aufgesaugt ist. Inzwischen Hähnchen und Gemüse in mundgerechte Stücke schneiden. Petersilie fein hacken.

● Öl in einem Topf erhitzen und Hähnchenfleisch darin bei mittlerer Hitze 8 Min. garen. Gemüse hinzufügen und alles weitere 4 Min. braten. Gemüsebrühe hinzugießen und bei schwacher Hitze köcheln lassen, bis die Flüssigkeit verdampft ist.

● Fleisch, Gemüse und Buchweizen miteinander vermengen, mit Salz und wenig Pfeffer abschmecken und mit Petersilie garnieren.

Nährwerte pro Portion

›555 kcal ›38 g E ›12 g F ›72 g KH

Gemüseeintopf mit Rindfleisch

Für 4 Portionen

20 Min. + 30–40 Min. Kochzeit

600 g Rindfleisch • 120 g Lauch • 560 g Brokkoli • 200 g Zucchini • 200 g Süßkartoffeln • 400 g Karotten • 400 g Champignons • 4 EL Rapsöl • 1,2 l Gemüsebrühe • 4 Lorbeerblätter • 60 g Tomatenmark • etwas getrockneter Oregano, Paprikapulver und gemahlener Kreuzkümmel • Salz, Pfeffer

- Rindfleisch in grobe Würfel schneiden, Gemüse waschen, gegebenenfalls schälen und ebenfalls in Würfel schneiden. Pilze putzen.

- Rapsöl in einem Topf erhitzen und das Fleisch darin etwa 5 Min. anbraten. Gemüse und Pilze zugeben und 5 Min. mitbraten.

- Gemüsebrühe angießen und Lorbeerblätter hinzufügen. Tomatenmark und Oregano sowie Gewürze einrühren. Den Eintopf bei schwacher Hitze 30–40 Min. schmoren lassen. Auf Teller verteilen und servieren.

Nährwerte pro Portion

›445 kcal ›44 g E ›18 g F ›25 g KH

Gekochtes Rindfleisch mit Kartoffeln

Für 4 Portionen

20 Min. + 1–2 Std. Kochzeit

400 g Karotten • 400 g Knollensellerie • 1 Zwiebel • Salz • 1 kg Rindfleisch • einige Rinderknochen • 1 Lorbeerblatt • 800 g Kartoffeln • 1 Bund frische Petersilie

- Gemüse schälen und in leicht gesalzenem Wasser in einem großen Topf zum Kochen bringen. Fleisch, Knochen und Lorbeerblatt hinzufügen und alles bei schwacher Hitze etwa 1–2 Stunden köcheln lassen, bis das Fleisch ganz zart ist.

- Inzwischen Kartoffeln in kochendem Wasser etwa 20 Min. garen und Petersilie fein hacken. Das Gemüse aus der Suppe in mundgerechte Stücke schneiden und zusammen mit Fleisch und Kartoffeln auf einem Teller anrichten und mit Petersilie garnieren.

Nährwerte pro Portion

›580 kcal ›56 g E ›22 g F ›38 g KH

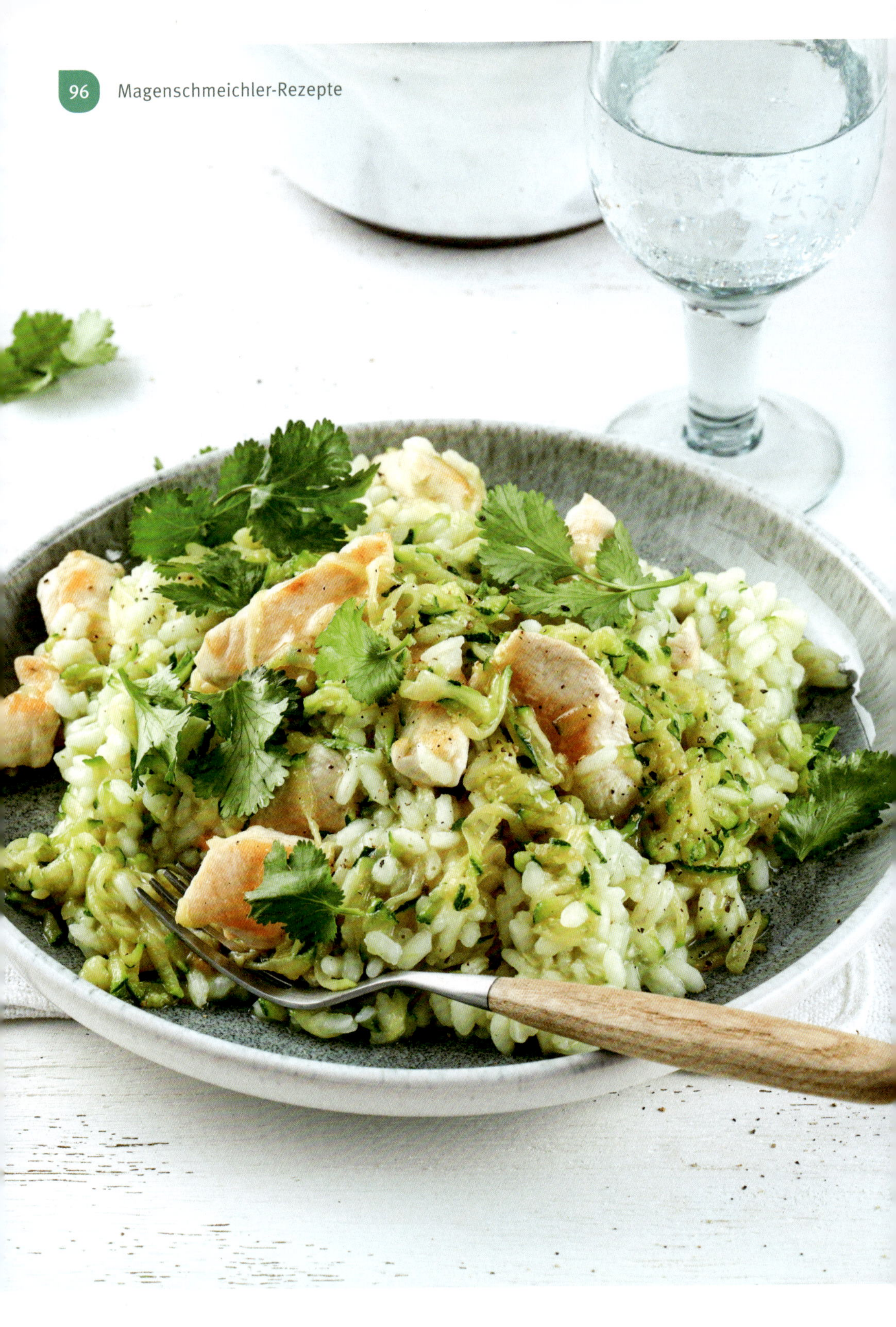

Zucchini-Hähnchen-Risotto

Für 4 Portionen
25 Min. + 20 Min. Kochzeit

600 g Zucchini • 400 g Hähnchenbrustfilet • ½ Bund Koriandergrün • 4 EL Rapsöl • 400 g Risottoreis • 500 ml Gemüsebrühe • Salz, Pfeffer

- Zucchini grob raspeln. Fleisch in mundgerechte Stücke schneiden. Koriander grob hacken.

- 1 EL Öl in einer Pfanne erhitzen und Hähnchen darin 2 Min. scharf anbraten. Zucchini hinzufügen und alles bei schwacher Hitze 5 Min. garen.

- Inzwischen Risottoreis in einem Topf in 3 EL Öl unter ständigem Rühren in 3 Min. glasig anschwitzen. Gemüsebrühe angießen und alles 20 Min. köcheln lassen, bis der Reis die Flüssigkeit aufgenommen hat. Zucchini-Fleisch-Mischung unterrühren und alles mit Salz und wenig Pfeffer abschmecken. Mit Koriander garnieren.

Nährwerte pro Portion
›610 kcal ›36 g E ›17 g F ›79 g KH

Zartes Kalbfleisch mit Reis

Für 4 Portionen
20 Min. + 30 Min. Kochzeit

600 g Kalbfleisch • 200 g Karotten • 200 g Champignons • 8 EL Rapsöl • 200 g TK-Erbsen • 400 g Reis • 2 Bund frische Petersilie • Salz, Pfeffer • 2 TL Paprikapulver

- Kalbfleisch in Würfel schneiden. Karotten und Champignons putzen und ebenfalls in Würfel schneiden. Rapsöl in einem Topf erhitzen und Fleisch sowie Gemüse und Pilze darin 5 Min. anbraten.

- Reis dazugeben, etwa 800 ml Wasser angießen und alles bei schwacher Hitze 30 Min. köcheln lassen.

- Inzwischen Petersilie fein hacken. Zum Schluss den Eintopf mit Salz, wenig Pfeffer, Paprikapulver und Petersilie würzen.

Nährwerte pro Portion
›855 kcal ›44 g E ›37 g F ›85 g KH

Bananen-Kokos-Dessert

Für 4 Portionen
⏲ 15 Min.

2 große Bananen • 250 g Kokosmilch • 250 g Joghurt • 2 TL Honig oder Agavensirup • 8 EL Granatapfelkerne

● Bananen schälen und in Scheiben schneiden. Kokosmilch mit Joghurt verrühren und die Creme mit Honig oder Agavensirup süßen. Bananen abwechselnd mit der Kokoscreme in Gläser schichten. Abschließend mit Granatapfelkernen garnieren.

Nährwerte pro Portion
›260 kcal ›4 g E ›16 g F ›23 g KH

Beerige Nicecream

Für 4 Portionen
⏲ 10 Min.

400 g gemischte TK-Beeren • 200 ml Kokosmilch • 2 TL Ahornsirup • 2 Prisen Vanillemark • 2 Handvoll frische Beeren

● Gefrorene Beeren in einem Hochleistungsmixer zerkleinern. Kokosmilch, Ahornsirup und Vanille untermixen. Das Eis auf Schalen verteilen, mit frischen Beeren garnieren und sofort servieren, bevor es schmilzt.

Nährwerte pro Portion
›160 kcal ›2 g E ›12 g F ›10 g KH

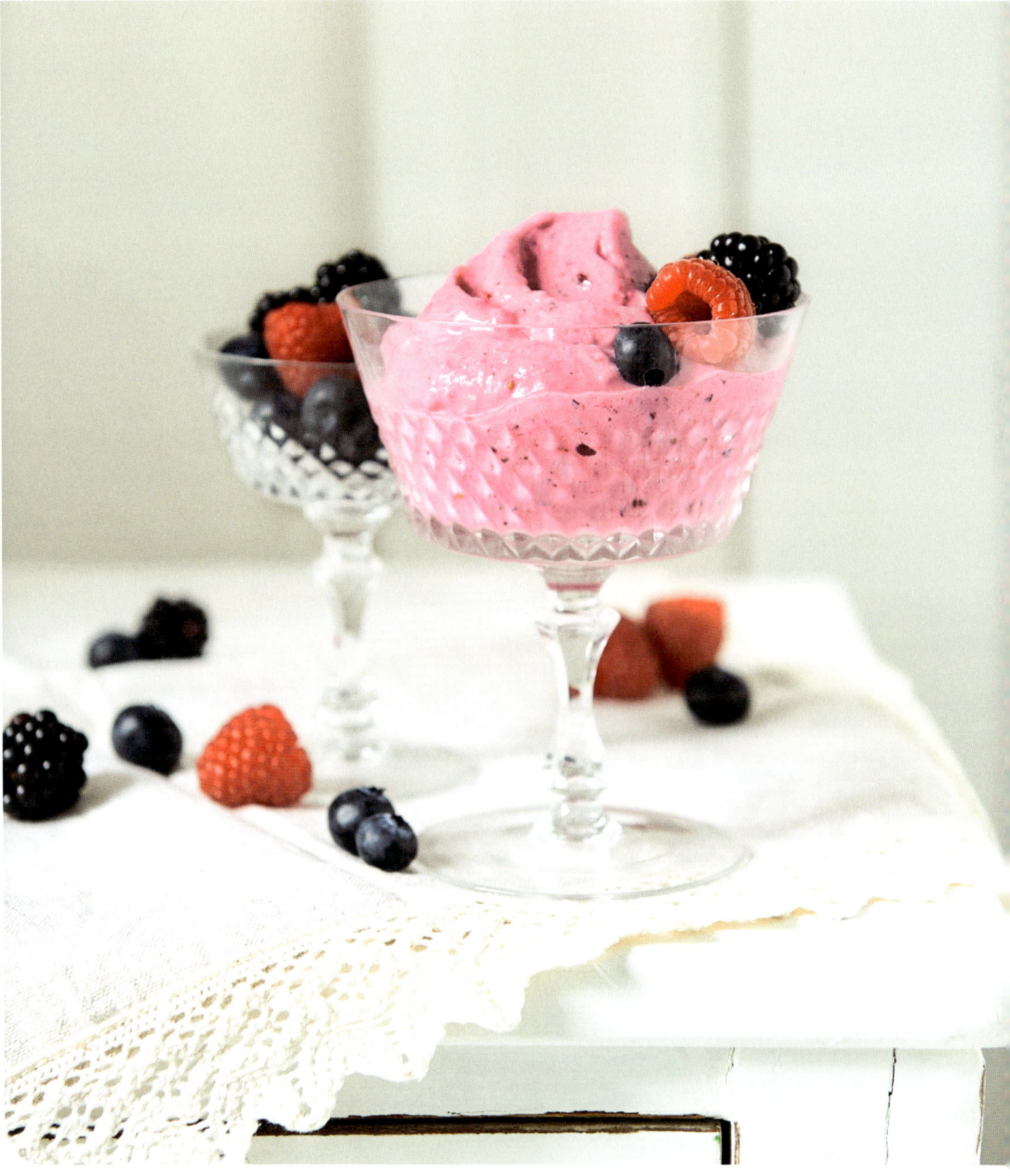

Mango-Joghurt-Creme

Für 4 Portionen
15 Min.

500 g Joghurt (3,8 % Fett) • 150 ml Milch oder Pflanzendrink • 20 g Apfelmus • 4 TL Agavendicksaft • 2–3 Tropfen Vanillearoma • 4 TL Chiasamen • 500 g Mangofruchtfleisch

- Joghurt mit Milch, Apfelmus, Agavendicksaft und Vanillearoma cremig rühren. Chiasamen unterheben, die Creme auf Schälchen verteilen und 5 Min. quellen lassen.
- Inzwischen Mangofruchtfleisch im Mixer fein pürieren und damit die Creme garnieren.

Nährwerte pro Portion
›225 kcal ›7 g E ›8 g F ›27 g KH

Cremige Pudding-Oats

Für 4 Portionen
10 Min.

120 g Haferflocken • 400 ml Milch oder Pflanzendrink • 20 g Vanillepuddingpulver • 400 g Quark oder Joghurt • etwas Ahorn- oder Reissirup

- Flocken mit einem Großteil der Milch und 200 ml Wasser in einem kleinen Topf aufkochen. Inzwischen Puddingpulver mit restlicher Milch verrühren. Sobald die Flüssigkeit kocht, den Topf vom Herd nehmen und die Puddingmischung einrühren. Das Ganze etwa 5 Min. quellen lassen.
- Quark oder Joghurt einrühren und die Oats nach Geschmack süßen. Auf Schälchen verteilen und warm servieren.

Nährwerte pro Portion
›250 kcal ›20 g E ›4 g F ›32 g KH

Tipp Die Pudding-Oats können auch mit anderem Puddingpulver zubereitet und mit Toppings nach Wahl, z. B. Bananenscheiben, garniert werden.

Milchreis mit Mandelmilch und Blaubeeren

Für 4 Portionen
40 Min.

750 ml Mandelmilch • 1 Prise Salz • 125 g Milchreis • 1 TL Rohrzucker oder Agavensirup • 1 TL Zimtpulver • 60 g Blaubeeren

- Milch mit Salz in einem Topf zum Kochen bringen. Reis einrühren und bei schwacher Hitze unter gelegentlichem Rühren 35 Min. quellen lassen.

- Rohrzucker oder Agavensirup und Zimt unterrühren. Den Milchreis auf Schalen verteilen und mit Blaubeeren garnieren.

Nährwerte pro Portion
›210 kcal ›4 g E ›5 g F ›34 g KH

Cremiger Milchgrieß

Für 4 Portionen
20 Min.

1 l Reismilch • 100 g Grieß • 2 TL Rohrzucker oder Agavensirup • 2 TL Zimtpulver

- Reismilch zum Kochen bringen. Grieß hinzugeben und alles unter Rühren 8 Min. köcheln lassen. Anschließend Rohrzucker oder Agavensirup und Zimt unterrühren und das Ganze weitere 2 Min. köcheln lassen. Auf Schalen verteilen und servieren.

Nährwerte pro Portion
›210 kcal ›3 g E ›3 g F ›17 g KH

Schokoladenpudding mit Blaubeeren

Für 4 Portionen
20 Min. + 1 Std. Kühlzeit

625 ml Haferdrink • 4 EL Speisestärke • 4 EL Kakaopulver • 1 Vanilleschote • 80 g Blaubeeren

● 125 ml Haferdrink mit Speisestärke und Kakaopulver verrühren. Restlichen Haferdrink in einem Topf unter Rühren erhitzen. Vanilleschote längs aufschneiden, das Mark herauskratzen und zusammen mit der Schote in den Topf geben.

● Sobald die Milch kocht, Stärkemischung einrühren. So lange unter Rühren erhitzen, bis die Masse eingedickt ist. Zum Schluss Vanilleschote entfernen. Den Pudding auf Gläser verteilen und kalt stellen. Zum Servieren mit Blaubeeren garnieren.

Nährwerte pro Portion
›145 kcal ›4 g E ›4 g F ›24 g KH

Haferflocken-Erdnuss-Cookies

Ergibt 12 Stück
20 Min. + 12 Min. Backzeit

3 reife Bananen • 1 EL crunchy Erdnussmus • 200 g Haferflocken • 1 TL Zimtpulver

● Den Backofen auf 180 Grad (Umluft: 160 Grad) vorheizen. Bananen im Mixer zu einem Mus pürieren. Erdnussmus, Haferflocken und Zimt unterrühren.

● Aus der Masse Kugeln formen, auf ein mit Backpapier ausgelegtes Backblech legen und leicht flach drücken. Die Cookies im Ofen 12 Min. backen. Auf einem Rost auskühlen lassen.

Nährwerte pro Portion
›85 kcal ›3 g E ›2 g F ›15 g KH

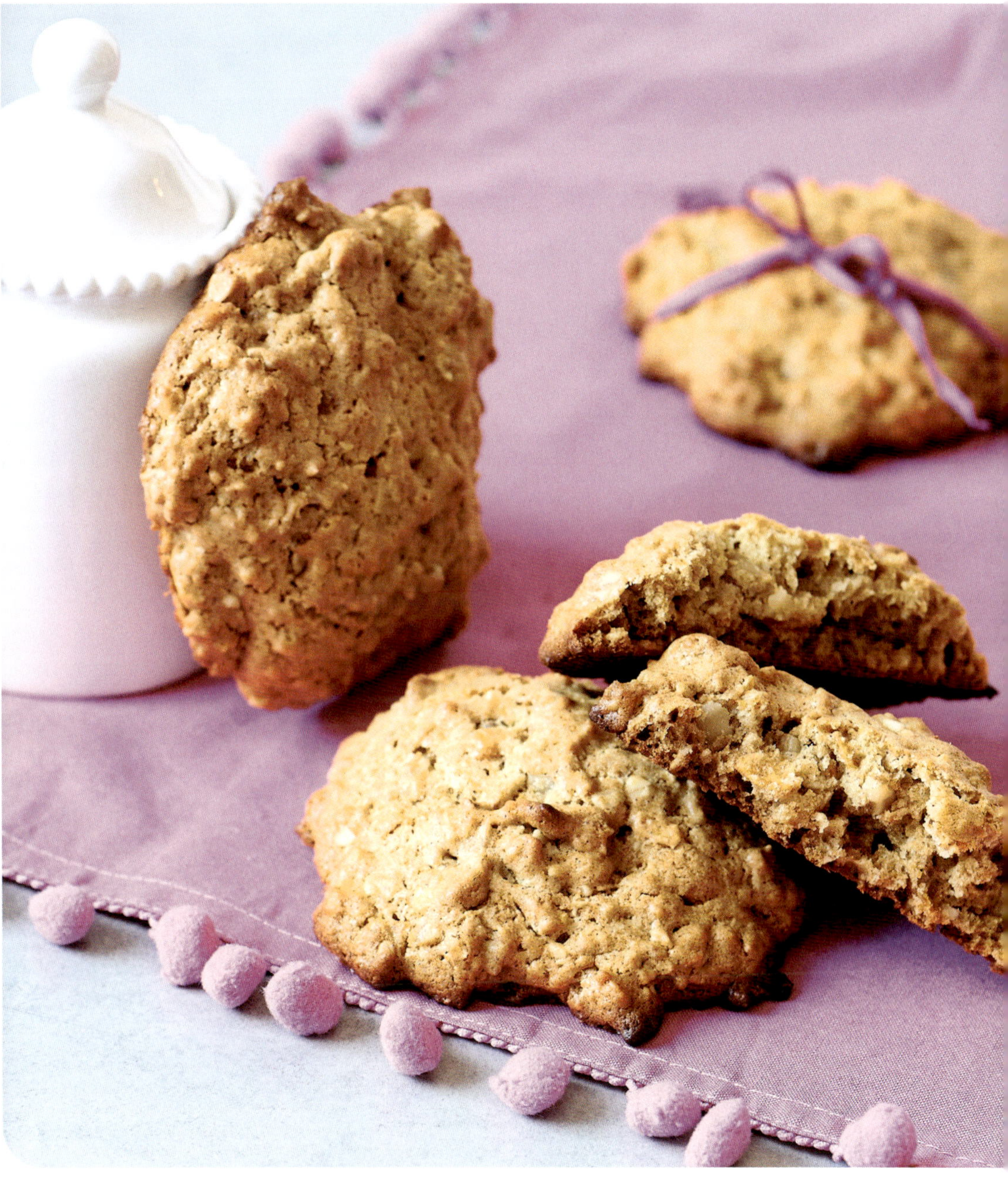

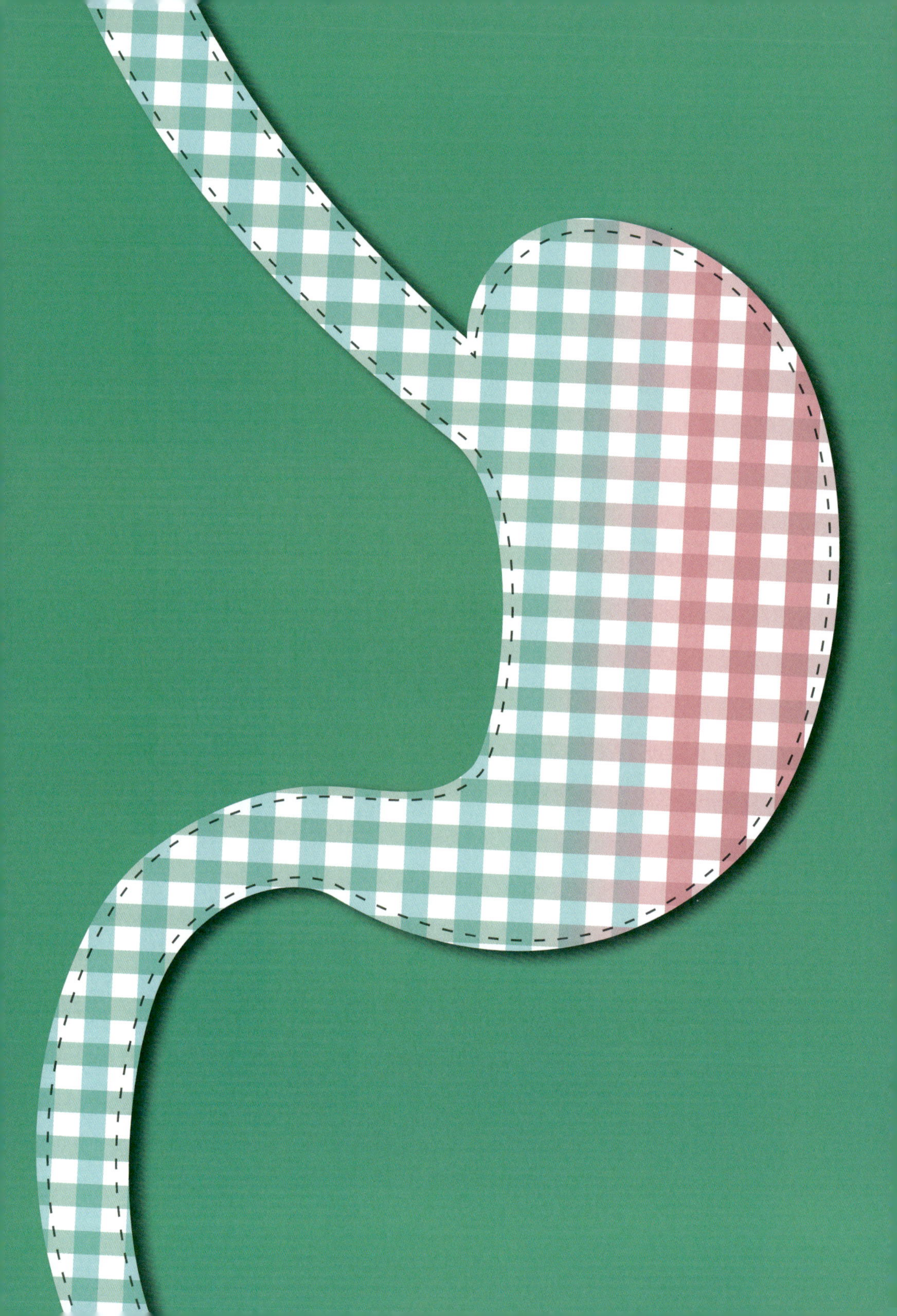

Wenn die Psyche auf den Magen schlägt

Zwei der häufigsten Dinge, die uns Magenprobleme bereiten, sind Ärger und Stress. Was sind ihre Ursachen und wie bekämpfen wir sie erfolgreich?

Stress und seine Auslöser

Zu viel Stress ist häufig Ursache für einen im wahrsten Sinne gestressten Magen. Doch wann ist Stress schädlich und wie können wir das vermeiden?

Wie wir bereits gelernt haben, reagiert unser gesamter Körper auf Stress: Unsere Energie wird mobilisiert, um der kritischen Situation begegnen oder entkommen zu können. Dabei werden alle anderen Vorgänge im Körper auf das Nötigste heruntergefahren. In der Folge liegt unsere Verdauung brach. Dauerhafter Stress beeinflusst unsere Verdauung nachhaltig negativ. Häufig entwickeln sich dadurch unangenehme, nicht erklärbare Magenbeschwerden. Ein Reizmagen geht mit diffusen Schmerzen, scheinbar unerklärlicher Übelkeit sowie einem Völlegefühl einher.

Es ergibt also Sinn, dauerhaften Stress bei der Wurzel zu packen. Doch dafür müssen wir erst verstehen, was negativer Stress ist und welche Ursachen er haben kann.

Positiver und negativer Stress

Grundsätzlich wird zwischen positivem Stress (Eustress) und negativem Stress (Disstress) unterschieden. Erleben wir zu viel Disstress, werden wir krank. Bei zu wenig Eustress werden wir ebenfalls krank. Wir sollten also Disstress so weit wie möglich meiden und Eustress häufiger fördern.

Beispiele für Situationen, die positiven Stress hervorrufen:

- Ihr Handballclub hat ein Spiel gewonnen.
- Sie machen mit Ihrem Sohn ein Wettrennen im Park.
- Ihr Lieblingssänger betritt die Bühne.
- Ihre beste Freundin steht überraschend vor der Tür.

Beispiele für Situationen, die negativen Stress hervorrufen:

- Sie haben einen wichtigen Termin und stecken im Verkehr fest.
- Sie wissen nicht, wie Sie die nächsten Monate über die Runden kommen sollen.
- Sie hatten einen Streit mit Ihrem Partner.
- Sie haben gesundheitliche Probleme.

Durch zu viel negativen Stress gestaltet sich unser Leben weit unangenehmer als nötig. Die Ursache für diesen Stress liegt vor allem an psychischen Stressoren, weniger an körperlichen. Die gute Nachricht ist, dass psychische Auslöser beeinflusst werden können, da sie meist die Folge von erlernten Mustern sind. Wer zu Veränderungen bereit ist, kann sein Stressproblem also in den Griff bekommen und damit die Grundlage für einen entspannten Magen schaffen.

Auch wenn körperliche Stressoren wie Hunger, Durst oder Schmerz ein geringeres Gewicht bei den Ursachen für negativen Stress ausmachen, so dürfen wir nicht außer Acht lassen, dass zu ihnen auch die zu behandelnden Magenbeschwerden zählen. Verringern wir einerseits den psychischen Stress und verbessern dadurch unsere körperlichen Symptome, nehmen gleichzeitig die physischen Stressoren ab. Andererseits können wir unserem Körper negativen Stress ersparen, indem wir durch weitere Maßnahmen wie die im ersten Teil beschriebene magenfreundliche Ernährung (Seite 32) oder unterstützende Behandlungsmethoden (Seite 53) Magenbeschwerden vorbeugen oder bestehende Probleme abmildern.

Wenn die Hormone sprechen

Die Reaktionen unseres Körpers auf negativen Stress werden verstärkt durch Hormone (Kortisol und Adrenalin), die unser Körper in Stresssituationen ausschüttet. Dadurch können sich auch körperliche Beschwerden wie Magenschmerzen oder Übelkeit verschlimmern, wie wir bereits wissen. Je mehr Stresshormone sich in unserem Blutkreislauf befinden, desto stärker reagieren wir nach außen abwehrend oder aggressiv. Stresshormone sind die biochemische Antwort des Körpers, um sich besonderen Belastungen anzupassen und darauf reagieren zu können. Reaktionen aus dem Affekt sind jedoch nur selten produktiv und lösen den Konflikt in den meisten Fällen nicht, sondern verschlimmern ihn nur. Es handelt sich dabei also um einen schädlichen Kreislauf, bei dem sich die Beschwerden potenzieren.

Je mehr Glückshormone (Dopamin, Serotonin, Endorphine) sich dagegen in unserem Blutkreislauf befinden, umso wahrscheinlicher nehmen wir die Welt positiv und freundlich wahr und können angenehm und produktiv kommunizieren. Konflikte entstehen nicht oder lassen sich leicht lösen. Magenprobleme kommen dann gar nicht erst auf oder schaukeln sich nicht hoch und lassen sich gut in den Griff bekommen.

Sie haben es in der Hand

Ob und wie sehr Sie sich stressen lassen, hängt meist von Ihnen selbst ab. Die gute Nachricht ist, dass Sie die Krise oder den Konflikt auch als Chance für einen positiven Wandel in Ihrem Leben sehen können. Betrachten Sie Ärger und Stress daher besser als eine Möglichkeit für Veränderungen zu einem ehrlichen Miteinander statt als unüberwindbare Katastrophe. Wenn Sie den Hinweis Ihres Körpers auch als Stress wahrnehmen und verstehen, dass etwas nicht stimmt, können Sie etwas dagegen unternehmen. Sie können ein anderes Verhaltensmuster ausprobieren und eine Lösung finden, statt immer wieder in dieselben schädlichen Muster zu verfallen, die Ihnen, Ihrem Körper und so letztendlich Ihrem Magen schaden, wenn Sie hier sensibel reagieren.

Gedanken besitzen eine Verwirklichungskraft

Überprüfen Sie daher immer wieder Ihre inneren Einstellungen. Nur derjenige ist frei, der seine Gedanken beherrscht oder nach den eigenen Wünschen steuern kann. Wenn man das bis zur letzten Konsequenz weiterdenkt, könnte Gesundheit also die zwingende Folge positiver Lebenseinstellung sein.

Verhaltensveränderung beginnt bei uns selbst. Deshalb ist es auch äußerst ratsam, das Verhalten anderer erst gar nicht in den Fokus zu nehmen. Denn sind

Individuelles Stressempfinden

Warum Menschen auf Stress unterschiedlich reagieren, ist nicht abschließend geklärt. Die unterschiedlichen Wahrnehmungen derselben Situation, die individuelle Sensibilität und der daraus resultierende Umgang mit Stress sind zum Teil angeboren, zum Teil erworben.
In der Regel können Menschen, die in der frühen Kindheit viel Zuwendung bekommen haben, wesentlich besser mit Stress umgehen als diejenigen, denen keine Geborgenheit zuteil wurde.
Auch die Körperwahrnehmung spielt eine Rolle: Wird eine Stresssituation als Katastrophe gesehen, hat sie auch einen größeren Effekt auf uns. Wird sie als weniger schlimm wahrgenommen, reagiert unser Körper auch weniger drastisch.

wir mal ehrlich: Wir können die anderen nicht ändern, nur uns selbst. Die Verantwortung für uns, unsere Gesundheit und unser Leben müssen wir also komplett alleine übernehmen. Selbstverantwortung ist der Schlüssel!

Typische Stresssituationen

Auch wenn die Auslöser für eine Stressreaktion des Körpers von Mensch zu Mensch ganz unterschiedlich sein können, so gibt es doch einige Situationen, auf die viele von uns empfindlich reagieren. Eventuell kennen Sie das eine oder andere Beispiel aus der unteren Liste von sich selbst – vielleicht rebelliert Ihr Magen auch schon beim bloßen Gedanken daran.

Sind folgende Situationen auch für Sie stressig?

- Jemand vertritt eine andere Ansicht als Sie, zum Beispiel zur Politik.
- Ihr Gegenüber hat eine Einstellung, die mit Ihren Vorstellungen von Anstand nicht kongruent ist. Das kann Gähnen mit offenem Mund sein oder chronische Unpünktlichkeit.
- Der andere geht von einer anderen Weltanschauung aus und benennt Situationen auf eine andere Art und Weise als Sie.
- Jemand verfolgt andere Ziele als Sie, etwa bei der Teamarbeit.
- Sie trauen sich nicht zu widersprechen oder Ihre eigene Meinung zu äußern und platzen dann später im Gespräch überemotional heraus.
- Sie setzen keine Grenzen. Ein Beispiel wäre, dass Sie alle Wünsche Ihrer Kinder erfüllen, auch wenn am Ende des Monats das Geld knapp wird, was dann wiederum zu Stress führt.
- Sie sagen Ja und denken Nein, etwa wenn Sie einem Freund sagen, dass Sie ihm beim Umzug helfen, obwohl Sie gar keine Zeit dafür haben.
- Sie sind nicht ehrlich zu sich selbst. Auch hierfür haben wir ein anschauliches Beispiel: Beim Abendessen meint ihr Lebensgefährte: „Gehen wir heute Abend noch zu den Nachbarn auf ein Glas Wein rüber?“ Sie sagen: „Gerne“, würden es sich aber lieber auf dem Sofa gemütlich machen, sprechen es jedoch nicht aus und ärgern sich innerlich.

Wieso ärgern und stressen uns solche Situationen so sehr und was kann man dagegen unternehmen? Das sehen wir uns in den folgenden Kapiteln an.

Psychische Stressoren

Es ist wichtig, mögliche psychische Stressauslöser zu erkennen, um darauf positiv und damit gesundheitsfördernd reagieren zu können.

Nachdem wir die körperlichen Ursachen für Magenbeschwerden ausführlich im ersten Teil des Buches beleuchtet haben, möchten wir nun die psychischen Auslöser von Magenproblemen durch Stress und Ärger näher betrachten. Diese lassen sich wie folgt aufschlüsseln:

- Gedanken und Gefühle
- Glaube und Einstellung
- mangelnde Kommunikation
- Konflikte
- fehlende Ziele

Im Folgenden werden wir uns insbesondere diesen psychischen Auslösern von Stress widmen. Dadurch wollen wir Möglichkeiten und Methoden aufzeigen, mit denen wir lernen, mit Stresssituationen anders und besser umzugehen. So können wir das eigene Stresslevel senken und entlasten unseren Körper. Dann kann dieser ungestört all seinen Funktionen wieder entspannter, leichter und zufriedener nachgehen.

Gedanken und Gefühle

Im Laufe unseres Lebens verknüpfen wir positive Reize aus unserer Umwelt mit positiven Gefühlen wie Lust und Freude. Negative Reize verbinden wir hingegen mit negativen Gefühlen wie Unlust, Unzufriedenheit oder Ärger. Wenn wir zum Beispiel an Brennnesseln oder Ameisen denken, spüren wir vielleicht ein Brennen oder Kribbeln.

Dieses Phänomen funktioniert aber auch mit ganz individuellen Erfahrungen: Hat in Ihrer Kindheit eine Situation gute Gefühle ausgelöst, werden Sie vermutlich auch später eine ähnliche Situation mit positiven Gefühlen assoziieren. Eine Situation, die dagegen negative Gefühle erzeugt hat, verbinden Sie später auch mit negativen Assoziationen. Wenn zum Beispiel ein großer Hund an dem Kinderwagen hochgesprungen ist, in dem Sie als kleines Kind saßen, und Sie sind erschrocken, kann sich eine spätere Angst vor Hunden manifestieren. Und dann reicht auch schon der Gedanke an einen großen Hund, um in Ihnen das Gefühl der Angst auszulösen.

Nun ist es so, dass jeder Ihrer Gedanken vom Organismus als Reiz (Stimulus) wahrgenommen und verarbeitet wird. Ihr Körper reagiert auf diesen Reiz mit Gefühlen. Das heißt in der Konsequenz, Gedanken rufen Gefühle hervor – positive wie negative. Genauso können übrigens umgekehrt Gefühle wiederum Gedanken erzeugen.

Negative Gefühle rufen Stress hervor

Es ist daher sinnvoll, sich immer wieder zu fragen, woher bestimmte Gefühlsregungen rühren. Vieles hängt dabei mit Erziehungsprozessen zusammen, die uns auf gewisse Stimuli mit negativen oder positiven Gefühlen reagieren lassen. So begegnen wir zum Beispiel einer Spinne ängstlich, obwohl keinerlei Gefahr von ihr ausgeht. Die Angst ist somit unbegründet.

Viele unserer Ängste sind aufgrund von bestimmten Erlebnissen und falschen Einstellungen entstanden und jede Gegebenheit, die in uns Angst auslöst, beantwortet unser Körper sofort mit einer Stressreaktion. In der Folge durchleben wir zahlreiche vollkommen sinnlose Stresssituationen, die unseren Körper enorm viel Kraft und Energie kosten. Das Erleben von negativen Gefühlen kann uns daher müde, lustlos und deprimiert machen und schlägt mitunter auch auf den Magen.

Angst als Auslöser von Magenproblemen

Betrachten wir die Angst als negatives Gefühl näher: Angst kann uns schützen, indem sie uns etwa vor einer Gefahrensituation warnt, der wir besser aus dem Weg gehen sollten. Sie kann uns aber auch hemmen, indem sie unsere Atmung blockiert, unsere Stimme raubt oder Magendruck hervorruft. Deshalb ist es ganz wichtig herauszufinden, was diese Angst für uns bedeutet und wie wir sie positiv nutzen können.

Viele Menschen sind oft ängstlich und besorgt, was das tägliche Leben anbelangt. Ihre Gedanken kreisen häufig um Dinge, die in der Zukunft liegen und im schlimmsten Fall passieren könnten. Solche Gedanken münden häufig in einer Negativspirale aus immer mehr negativen Gedanken und aus mehr Zukunftsängsten, die vermutlich nie eintreten werden. Sehr häufig ist es genau das, was vielen Menschen auf den Magen schlägt und auf Dauer zu Magenproblemen führt.

Magenbeschwerden infolge von Trauer

Auch Trauer, für die wir gar nichts können, kann unsere physische Gesundheit beeinflussen. Sie wird ausgelöst durch den Verlust eines nahestehenden Menschen, durch Scheidung, Trennung, Unfall oder Jobverlust, auch durch eine schwere Krankheit. Nichts ist mehr wie es war, von einem Moment auf den anderen ist das Leben zerrissen. Die seelische Wunde schmerzt sofort und kann sich in psychosomatischen Symptomen niederschlagen, die vor allem auch den Magen betreffen: Appetitlosigkeit, Druck im Magen, Magenkrämpfe. Jeder Mensch hat eine andere Art und Weise, mit Trauer umzugehen. Generell hilft es, viel darüber zu sprechen oder professionelle Trauerhilfe in Anspruch zu nehmen.

Glaube und Einstellung

Auf Ihre Einstellung kommt es an, das meinte der Philosoph Epiktet (ca. 50–138 n. Chr.) mit dem berühmten Spruch: „Nicht die Dinge sind es, die uns beunruhigen, sondern unser Glaube, unsere Einstellung macht es so." Denn häufig erleben viele Stress und Ärger durch die Erwartungen, die sie an Situationen, andere Menschen oder sich selbst stellen.

Die sich selbst erfüllende Prophezeiung

Sie kennen vielleicht das Prinzip der sich selbst erfüllenden Prophezeiung: Unsere Meinung über uns selbst, andere oder Situationen wird wahr durch unsere Einstellung. Je mehr negative Erwartungen wir an unsere Umwelt und Mitmenschen haben, desto mehr negative Reaktionen werden wir durch unser Verhalten dieser Umwelt gegenüber auslösen. So kommt es dann zur selbst erfüllenden Prophezeiung und wir können behaupten: „Ich habe ja gewusst, dass es so kommt." Damit haben wir wieder bewiesen, dass wir es doch am besten wissen und es eh keinen Sinn hat, etwas zu verändern. Dabei vergessen wir aber, dass wir durch unsere Einstellung sehr wohl Situationen beeinflussen können und es immer auch tun – bewusst oder unbewusst.

Wir haben hierfür ein Beispiel: Ein Mann unterhielt sich mit einem Angestellten im Büro seines Kunden und fragte ihn: „Wie gefällt Ihnen die Arbeit hier?" Er meinte: „Naja, das ist immer das Gleiche, da verliert man schnell den Spaß." Als der Mann ihn wiederum fragte: „Haben Sie schon Ihren Chef darauf angesprochen, dass Sie gerne mehr abwechslungsreiche Arbeit hätten?", sagte er: „Das bringt doch eh nichts!" Auf die Frage: „Woher wissen Sie das?", meinte er nur: „Das ist doch immer so!"

So ist es auch mit den Magenbeschwerden: Wenn wir bereits davon ausgehen, dass sie sich nicht bessern und wir nichts dagegen tun können, werden sie uns weiterhin begleiten. Zunächst brauchen wir eine positive Einstellung zu den Selbstheilungskräften unseres Körpers und zu unserer Fähigkeit, diese zu aktivieren, etwa durch eine dringend notwendige Ernährungsumstellung, den achtsamen Umgang mit uns selbst, Bewegung in der freien Natur oder den überfälligen Termin bei der Ärztin oder dem Arzt, bei der Therapeutin oder dem Therapeuten.

Die Sache mit der Pünktlichkeit

Weshalb ärgern wir uns so sehr, wenn uns jemand warten lässt? Bestimmt können Sie Ihren Ärger gut erklären, aber die Wahrheit ist, dass Sie sich nicht über das Verhalten dieser Person ärgern, sondern über Ihre Erwartungshaltung, dem Verhalten dieser Person gegenüber: Ihre Einstellung zum Thema Pünktlichkeit ist eine andere als die der anderen Person. Die meisten Menschen reagieren empört darauf oder sogar aggressiv, produzieren dabei aber nur negativen Stress, der ihnen selbst schadet. Die innere Einstellung des anderen bleibt aber die gleiche, egal wie sehr wir uns ärgern.

Wie wir bereits wissen, schüttet unser Körper bei Stress Hormone aus. Diese sorgen dafür, dass unser Organismus nicht mehr ungestört arbeiten kann, wir bekommen Verdauungsprobleme. Außerdem bereiten uns die Hormone auf ein Kampf- oder Fluchtmanöver vor. Die Wahrscheinlichkeit, dass wir unser Gegenüber beschimpfen, anbrüllen oder sogar verletzen, steigt. Das verstärkt wiederum die Tendenz beim anderen, ebenfalls aggressiv oder wütend zu reagieren. Beide fühlen sich in der Folge unwohl, beide erleben negativen Stress. Haben wir dagegen eine gelassene Einstellung zum Thema Pünktlichkeit, würden wir uns nicht ärgern und damit die Situation anders erleben. Wir kommunizieren dann auch besser und entwickeln weniger oder gar keine Stresshormone.

Gleichmut

Es geht nun nicht darum, eine Philosophie der absoluten Gleichgültigkeit zu entwickeln nach der Devise: Nur derjenige, dem alles egal ist, hat keine Probleme. Viele Menschen meinen, es gibt nur zwei Lager: Entweder man ist bezüglich eines Themas, zum Beispiel Umweltschutz, engagiert, dann ist man auch emotional involviert und ärgert sich, wenn jemand anderer Meinung ist; oder es ist einem einerlei und man kann sich weder freuen, noch ärgern. Dabei ist noch eine dritte Position möglich: die der Gelassenheit bzw. des Gleichmuts.

Gleichmut ist die Einstellung der Stoiker, die jedoch häufig mit Gleichgültigkeit verwechselt wird. Dabei besteht hier ein wesentlicher Unterschied: Bei Gleichmut geht es nicht darum, dass einem alles egal ist, sie ist vielmehr ein Ausdruck von Gelassenheit und führt dadurch zu mehr Toleranz und Nachsicht. Die unsinnige Beschäftigung mit Kleinigkeiten bei Meinungsverschiedenheiten bewirkt dagegen nur, dass wir wertvolle Kraft in aggressive Manöver lenken, die unser Körper aber so dringend benötigt, um seinen wirklichen Aufgaben nachgehen zu können. Gelassenheit bedeutet, beweglich, dynamisch und flexibel zu reagieren, ohne sich zu ärgern.

Mangelnde Kommunikation

Es gibt viele Beispiele dafür, wie durch schlechte Kommunikation Ärger und Stress in zwischenmenschlichen Beziehungen entstehen kann. Auch das ist ein häufiger Auslöser für eine Verschlimmerung von bestehenden Magenbeschwerden oder gar für die Entstehung derselben, vor allem, wenn dieses Muster der mangelhaften Kommunikation immer wieder auftritt und so immer wieder Stress hervorruft. Sehr häufig erleben wir in unserer Arbeit und im täglichen miteinander mit Menschen, dass aneinander vorbeigeredet wird und dadurch Konflikte entstehen. Daher möchten wir hier näher darauf eingehen, was Kommunikation eigentlich ist und welches Konfliktpotenzial dahintersteckt.

Die Kommunikationsebenen

Kommunikation besteht nach dem Kommunikationswissenschaftler Paul Watzlawick immer aus einem Inhaltsaspekt (Sachebene) und einem Beziehungsaspekt (Gefühlsebene). Der Inhalt ist dabei die Sach-Aussage, die gesprochen wird. Der Beziehungsaspekt bestimmt, wie das Gesagte gehört und verstanden wird, abhängig von der Beziehung der Gesprächspartner. Der Beziehungsaspekt dominiert also immer den Inhaltsaspekt, der nie losgelöst von Ersterem stehen kann. Deshalb ist es sehr wichtig, erst eine ausgeglichene Atmosphäre herzu-

Schädliche Interpretation

Wenn wir die Aussage eines Mitmenschen hören und interpretieren, ohne nachzufragen, ob wir es richtig verstanden haben, schaden wir uns häufig selbst. Auch das sind Auslöser für Stressreaktionen:

- Wenn wir eine Beleidigung empfinden, obwohl keine beabsichtigt war. Ein Beispiel: Ihr Freund sagt: „Du, die Ampel ist grün, fahr los!“ Sie sind beleidigt, weil Sie sich bevormundet fühlen.
- Verletztsein führt zu Wut. Wenn wir diese über Jahre am Leben erhalten, schaden wir uns ebenso. Der Chef sagt zu Ihnen: „In dem Brief sind schon wieder zwei Fehler!“ Sie ärgern sich und sind am nächsten Tag immer noch sauer.

Vorsicht: Lassen Sie den Ärger über den Chef nicht zu Hause an Ihren Mitmenschen aus, denen Sie nicht wehtun wollen und die ja nicht schuld sind an Ihrem Ärger. Machen Sie sich bewusst, dass Sie Ihre Probleme nicht lösen, indem Sie anderen die Schuld geben. Andere Personen können der Auslöser sein, die Lösung des Konflikts liegt aber bei Ihnen.

stellen und dann nachzufragen, ob man es richtig verstanden hat oder wie das Gesagte gemeint ist.

Sprechen Sie miteinander

Wir glauben häufig zu wissen, was der andere denkt, oder sind der Meinung, der andere müsse wissen, was wir denken. Doch meistens handelt es sich dabei um einen Irrtum. Daher ist es immer ratsam, die eigenen Gedanken aus- oder anzusprechen oder beim Gegenüber nachzufragen, statt zu versuchen, Gedanken zu lesen. Meistens vertrauen wir jedoch lieber unserer eigenen Meinung, statt herauszufinden, was der andere wirklich denkt. Dann müssen wir aber auch mit unnötigen Problemen rechnen, die daraus entstehen, und die Konsequenzen akzeptieren. Stellen Sie also lieber Ihre Gedanken infrage und fragen beim Gegenüber nach, ob ihre Vermutung stimmt. So ersparen Sie sich und Ihrem Gesprächspartner negativen Stress.

Ärgern Sie sich, weil das Geschenk nicht dem entspricht, was Sie sich vorgestellt haben? Dann ist doch die Frage, ob Sie sich beim nächsten Mal wieder überraschen lassen möchten oder ob Sie Ihre Wünsche nicht lieber vorher aussprechen sollten. Ärgern Sie sich, weil Ihr Partner nicht Ihre unausgesprochenen Wünsche erfüllt, die er Ihrer Meinung nach kennen sollte? Dann erwarten Sie nicht nur, dass Ihr Partner Ihre Gedanken kennen sollte, Sie verurteilen ihn sogar dafür, dass er es nicht tut. Keiner kann Ihre Gedanken lesen, vielleicht kann sie jemand interpretieren, doch das heißt noch lange nicht, dass dies richtig ist oder stimmt. Sagen Sie bitte, wenn Sie etwas wollen, und fragen Sie, wenn Sie etwas nicht genau wissen.

Konflikte

Menschen befinden sich oft in Konflikt- und damit in Belastungssituationen: Nicht bewältigte psychische, soziale, moralische Konflikte können zu psychosomatischen Erkrankungen führen, zu denen Magen-Darm-Probleme, aber auch Bluthochdruck, Asthma, Rheuma oder Neurodermitis gehören. Doch wie entstehen Konflikte und welche Folgen können sie haben? Das wollen wir uns nun genauer ansehen.

So entstehen Konflikte

Konflikte entstehen immer dann, wenn wir uns ärgern – über uns selbst oder über andere. Dieses Sich-Ärgern war auch schon bei den anderen Auslösern für Stress immer wieder Thema, daher gibt es hier Überschneidungspunkte, die wir hier nur noch einmal kurz anschneiden wollen:

- Ängste (Seite 111) und Zweifel lösen in uns innere Konflikte und damit Stress aus, der sich wiederum körperlich bemerkbar machen kann. Magen- und Darmbeschwerden können ein Symptom unter weiteren sein. Angst ist ein Gefühl und kann Gedanken auslösen wie „dieses Projekt schaffe ich nicht rechtzeitig". Und schon habe ich einen inneren Konflikt zwischen meinem Gefühl und meinen Gedanken.

- Druck von außen kann zu einem Konflikt führen: Sie bekommen zum Beispiel von Ihrem Chef eine vorgezogene, kurzfristige Manuskriptabgabe. Aber auch Druck von innen birgt Konfliktpotenzial: Sie wissen, dass Sie in einem Monat eine Arbeit abgeben müssen, haben aber noch nicht damit angefangen. Was Sie dabei als Druck empfinden, hängt von Ihnen selbst ab, von Ihrem Weltbild. Wir sehen uns dazu dieses Beispiel an: Frau Müller wurde von einer Verkäuferin beleidigt und ärgert sich darüber. Wenn sie Stunden danach immer noch verärgert ist, hat sie einen inneren Konflikt mit sich selbst. Dieser bedeutet Stress und das wiederum heißt vergeudete Energie, die woanders dringender benötigt werden würde (etwa im Verdauungsapparat).
- Konflikte können durch nicht erfüllte Erwartungen und daraus resultierende Enttäuschungen entstehen. Woher kommen aber unsere Erwartungen? Sie entstammen unseren Einstellungen zum Beispiel zu den Themen

Konflikte können aus nicht erfüllten Erwartungen an uns oder andere entstehen.

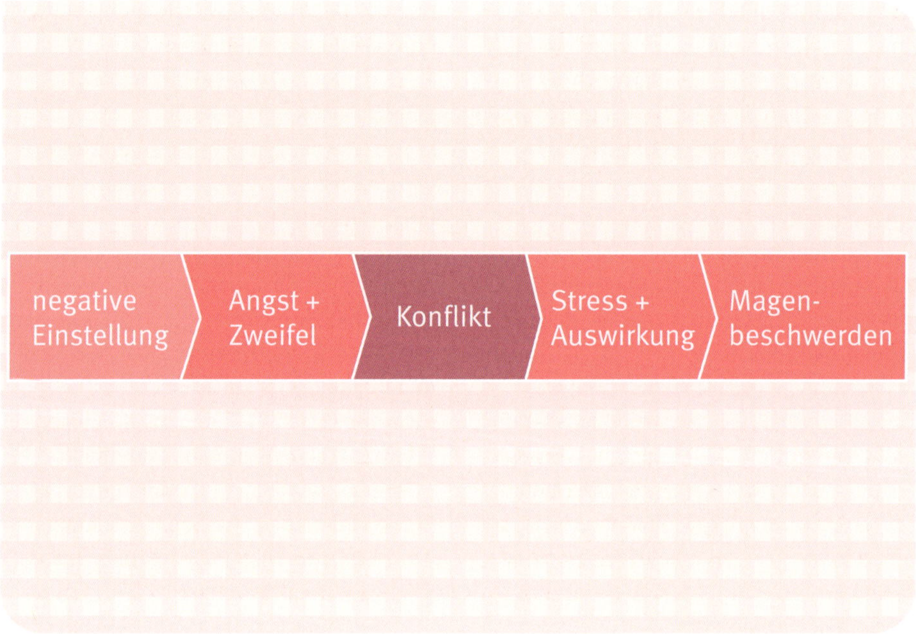

Pünktlichkeit, Ordnung, Disziplin oder Beziehungen.
- Schwierige, problematische Beziehungen bergen Konfliktpotenzial. Wir können sie aber positiv gestalten durch eine respektvolle Kommunikation, die aus Offenheit und Ehrlichkeit besteht und in der die gegenseitigen Gefühle und Bedürfnisse geachtet werden. Dazu ist es wichtig, unsere Wünsche erst einmal zu kennen, damit wir diese auch klar und deutlich kommunizieren können.

Die Auswirkungen von Konflikten

Wenn wir unter Konflikten leiden und nichts dagegen unternehmen, befinden wir uns schnell in einem Kreislauf aus Sorgen, Angst, Stress und in der Folge körperlicher Leiden, die wiederum zu Konflikten führen – das Ganze beginnt dann von Neuem. Wenn wir diesen Teufelskreis nicht durchbrechen, werden wir auch unsere Magenprobleme nicht in den Griff bekommen, die auf ungelösten Konflikten beruhen.

Bei einem Konflikt entwickelt sich häufig eine negative Einstellung und es unterlaufen uns oft Fehler in unseren Handlungen. Kommen dann noch Ungeduld und Sorgen hinzu, die durch Angst verstärkt werden, setzt sich eine Abwärtsspirale in Gang. Angst und Anspannung führen zu langfristigen körperlichen und seelischen Beeinträchtigungen. Die Stresshormone bleiben aktiv und die Muskeln untätig. Ungelöste Konflikte sind gefährlich!

Die Konfliktampel

Die sogenannte Konfliktampel ist eine verbreitete Methode, um Konfliktsituationen zu lösen. Wenn Sie merken, dass Sie sich gerade ärgern, dann:

Rot:
Halten Sie an, beruhigen Sie sich und denken Sie, bevor Sie handeln.

Gelb:
1. Benennen Sie das Problem und sagen Sie, wie Sie sich fühlen.
2. Setzen Sie sich ein positives Ziel.
3. Denken Sie an mehrere Lösungen.
4. Bedenken Sie die Folgen im Voraus.

Grün:
Gehen Sie los und versuchen Sie es mit dem besten Plan.

Fehlende Ziele

Viele Menschen gehen völlig plan- und ziellos an Ihre erhofften Erfolgssituationen heran, sodass sie quasi scheitern müssen. Dabei kann man Disstress-Energien durch klares Formulieren der Ziele und sorgfältiges Planen einsparen und Eustress-Energien durch die erzielten Erfolge freisetzen.

Der Weg zu Erfolg, weniger Stress und dadurch mehr Gesundheit sieht so aus:
- Setzen Sie klare Ziele, je klarer und präziser diese sind, umso besser.

- Erarbeiten Sie einen strukturierten Plan, wie Sie die Ziele erreichen können. Machen Sie sich dazu auch Notizen.
- Visualisieren Sie bei der Umsetzung Ihr Ziel oder auch Zwischenziele.
- Analysieren Sie Ihr eigenes Verhalten. Wenn etwas nicht klappt, geben Sie nicht anderen die Schuld, sondern fragen Sie sich, was Sie besser machen können.

Machen Sie sich dabei immer bewusst: Jeder unserer Gedanken beeinflusst unsere Laune und damit unsere körperliche Gesundheit. Leider hat der Mensch von heute wenig Gelegenheit, seinem Ärger Luft zu machen. Häufig wird der Ärger oder die Wut durch einen übertriebenen Ausbruch an Emotionen abgebaut. Die anschließenden Schuldgefühle äußern sich dann sehr oft mit Magendruck. Alternativ werden die Gefühle unterdrückt oder verdrängt und in sich hineingefressen. Somit können sich die aufgestauten Energien nicht im Außen abbauen und abreagieren, sondern wenden sich nach innen gegen das eigene Körpersystem, was zu schwerwiegenden Symptomen wie einem Magengeschwür führen kann.

Stressoren nachhaltig verändern

Stress kann viele verschiedene Auslöser haben. Das hilft uns zu verstehen, welche Maßnahmen wir dem magenschädlichen Stress entgegensetzen können.

Indem Sie bestimmte Veränderungen bei sich einleiten und achtsam die Selbstverantwortung für sich und Ihre Gesundheit übernehmen, können Sie ein zufriedenes und glückliches Leben gewinnen.

Achtsamer Umgang mit Gedanken

Wir haben oben gesehen, dass unsere Gedanken bestimmte Gefühle hervorrufen und diese wiederum für positiven wie negativen Stress sorgen können, der unseren Körper entweder anregt oder blockiert. Von daher ist es sinnvoll, mit unseren Gedanken achtsam umzugehen.

Welchen Einfluss haben unsere Gedanken auf unsere Realität? Von unserem Denken hängt ab, wie wir uns fühlen, wie wir den Menschen um uns herum begegnen und wie wir den Alltag leben. Durch das Erkennen und Verstehen unserer Gedanken ist es möglich, unsere Gefühle zu steuern und so in Balance zu bringen.

Schädliche Gedanken

Oft folgen unsere Gedanken eingefahrenen Denkweisen, die wir gar nicht mehr hinterfragen, die unsere Realität aber nachhaltig prägen.

Folgende Denkweisen sind schädlich:

- eine pessimistische Einstellung zum Leben: „Den Termin schaffe ich nie.“; „Das klappt sowieso nicht.“
- das Gefühl, fremdbestimmt zu sein: „Da kann man nichts machen“; „Das ist nun mal so.“

- ein geringes Selbstwertgefühl: „Das kann auch nur mir passieren.“; „Ich ziehe immer so komische Leute an.“

Negative Gedanken haben natürlich auch negativen Einfluss auf unsere seelische Verfassung. Psychosomatische Beschwerden (Seite 21) gründen oft auf solchen schädlichen Denkweisen.

Seien Sie achtsam

Gehen Sie daher achtsam mit den Signalen um, die Ihr Körper aussendet. Nehmen Sie sie ernst und hören Sie auf sie: Körpersignale können Schweißausbrüche, Muskelanspannungen, Kopfschmerzen, Magenkrämpfe sein, aber auch kognitive Anzeichen wie Unkonzentriertheit, Nervosität, Gereiztheit, Grübeleien, können auftreten. Wichtig ist dann, Ihre Gedanken und die damit verknüpften Gefühle möglichst genau zu beschreiben: Eifersucht z. B. kann viele Facetten haben, je nachdem, ob Selbstmitleid, Wut, Rache, Minderwertigkeitsgefühle, Schock oder verletzter Stolz mitschwingen.

Finden Sie für sich heraus, was Ihre emotionalen Signale – etwa Magendruck – auslöst: das unzufriedenstellende Treffen mit Ihrem Freund? Ein angedeuteter Vorwurf der Eltern? Das Gefühl, ständig alle unbeliebten Arbeiten zugeschoben zu bekommen? Minderwertigkeitsgefühle wegen der gering geschätzten Hausfrauenrolle? Achtsamkeit ist die beste Möglichkeit, unsere Gedanken und Stimmungen zu verbessern.

Üben Sie sich darin, nicht an schädlichen Gedanken festzuhalten, um für neue Erfahrungen und Anschauungen anderer offen zu sein. Unser derzeitiges Wissen ist keine absolute Wahrheit und jederzeit veränderbar. Wahrheit liegt im Leben selbst, deshalb bemühen wir uns, jeden Augenblick mit Achtsamkeit für uns und unsere Umgebung zu begegnen. Sind wir bereit, ein Leben lang zu lernen, offen und achtsam zu sein?

Emotionstagebuch

Wenn Sie Ihr Innerstes ganz genau ergründen wollen, dann schreiben Sie 4 Wochen lang täglich nieder, was Sie am jeweiligen Tag beunruhigt und gefreut, geärgert oder erstaunt hat. Fragen Sie sich dabei: Habe ich entsprechend gehandelt, haben die Emotionen mein Verhalten beeinflusst? Oder habe ich sie unterdrückt? Sie notieren also den Auslöser und das dazugehörige Gefühl. Bemerken Sie eine Entwicklung in Ihren Aufzeichnungen? Gut! Falls nicht: weiterüben.

Glaube und Einstellung hinterfragen

Unser Glaube und unsere Einstellung zum Leben entspringen meist sogenannten Glaubenssätzen, die wir uns über die Jahre hinweg angeeignet haben. Insofern ist es wichtig herauszufinden, welche Glaubenssätze wir haben und welche davon unserer Gesundheit schaden können.

Der Glaube in uns selbst

Was wir uns selbst zutrauen, hängt ganz davon ab,

- was wir über uns selbst denken,
- an was wir glauben und
- was wir glauben, erreichen zu können.

Unser Handeln wird durch unsere Glaubenssätze und Überzeugungen bestimmt, und ebenso wie unser Handeln hängt auch unser Erfolg grundlegend von diesen Einstellungen ab.

Wenn Sie in den Spiegel schauen, sind Sie dann zufrieden mit sich oder eher unzufrieden? Empfinden Sie sich als Misserfolgs- oder Erfolgstyp? Als Problem- oder als Lösungsdenker? Als Pessimist oder Optimist? Die Grundlage, wie wir uns sehen, bildet unsere Glaubenssätze, sie sind unsere innere Überzeugung. Diese Sätze sind tief in uns verwurzelt und wurden bereits früh geprägt durch unsere Eltern und andere Einflüsse. Sie gelten durch ihre jahrelange Verinnerlichung wie feste Gesetze, nach denen wir handeln.

Dabei ist es äußerst wichtig, unsere Glaubenssätze immer wieder zu hinterfragen, zu reflektieren und zu überprüfen. Sie sind schließlich keine wirklichen Gesetze, sondern veränderbare Denkmuster und Einstellungen. Stellen Sie sich daher

Der Glaube in uns befähigt uns dazu, unsere Ziele zu erreichen.

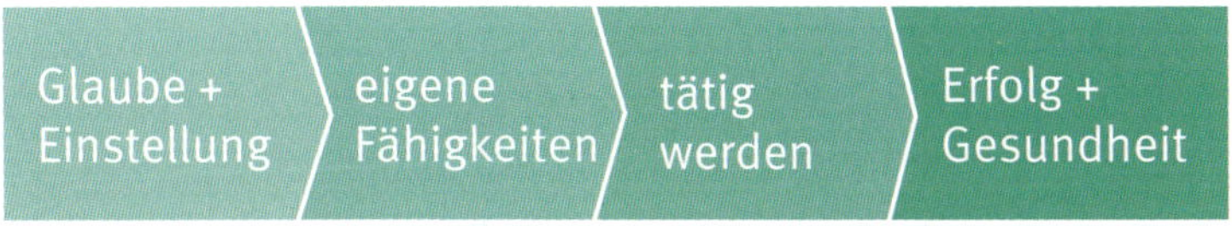

regelmäßig die Fragen: Ist das wirklich wahr? Wer sagt das? Könnte es auch anders sein?

Denn am Ende gilt:

- Wir sind verantwortlich für unsere Gedanken.
- Wir entscheiden darüber, was wir denken.
- Wir können unsere Gedanken ändern und damit unser Verhalten, unser Handeln und auch unseren Erfolg beeinflussen.

Hemmende und fördernde Glaubenssätze

Kennen Sie den Gedanken: „Ich bin so, wie ich bin, und so muss mich jeder nehmen"? Das ist ein gutes Beispiel für einen hemmenden Glaubenssatz. Er hält uns davon ab, uns positiv zu verändern. Sie sind nicht so, Sie verhalten sich nur so und Verhalten kann jederzeit geändert werden. Sie können sich oder die Umstände verändern, wenn Sie es wollen. Sind Sie bereit, Ihre Einstellung zu ändern, so verändert sich auch Ihr Verhalten.

Es ist egal, ob wir glauben: „Ich kann das", oder: „Ich kann das nicht." Wir haben in beiden Fällen Recht. Wir aktivieren unser Selbstbewusstsein, indem wir unseren Fokus auf mögliche Lösungen richten und nicht auf Probleme. Es liegt also immer im Auge des Betrachters: Wir erschaffen durch unsere Glaubenssätze unsere eigene Realität. Deshalb sollten wir sie kritisch hinterfragen und dann positiv, zielgerichtet denken und dementsprechend handeln.

Richtig oder falsch?

Bei folgender Übung geht es darum, Glaubenssätze zu hinterfragen und zu ersetzen, die uns gegebenenfalls schaden, indem sie Disstress-Reaktionen in unserem Körper auslösen. Aber Vorsicht: Lassen Sie sich nicht vom sogenannten gesunden Menschenverstand lenken, dieser ist allzu häufig selbst von angelernten Glaubenssätzen bestimmt.

Lesen Sie folgende Aussagen und bewerten Sie sie als richtig oder falsch. Wichtig dabei ist, dass auf jede Einschätzung sofort eine belegbare Begründung folgen muss. Finden Sie keine, so haben Sie vermutlich einen Punkt gefunden, über den Sie bisher nicht bewusst nachgedacht haben. Untersuchen Sie also die Behauptungen, denen Sie spontan zustimmen oder die Sie ablehnen, und fragen Sie sich dann: „Wie komme ich zu dieser Meinung und woher habe ich sie?" Überlegen Sie sich, ob diese übernommenen Urteile von ihren Eltern oder anderen Personen stammen und ob Sie diese Glaubenssätze beibehalten wollen.

Prüfen Sie folgende Sätze auf richtig oder falsch:

- Männer sind eher technisch begabt als Frauen.
- Männer wollen keine Gefühle zeigen.
- Frauen können nicht so gut Auto fahren wie Männer.

- Frauen dürfen ihre Gefühle mehr ausleben.
- Ein Mann weint nicht.
- Menschen gleichen Geschlechts dürfen sich nicht lieben.
- Frauen dienen dem Mann.

Die eigene Realität hinterfragen

Bestimmte Verhaltensmuster resultieren aus der Annahme, dass es nur die eine Wirklichkeit gibt, nämlich die eigene. So reagieren viele von uns auf Aussagen, die mit der eigenen Realität nicht in Einklang stehen, mit sofortiger Ablehnung. Dabei steuert unser Interesse (also unsere Wünsche und Erwartungen) das, was wir wahrnehmen, und beeinflusst so unsere Realität.

Die verschiedenen Aspekte der Realität

Dabei ist es nicht so, dass es nur eine Wirklichkeit gibt. Kennen Sie die Anekdote von den blinden Männern, die einen Elefanten beschreiben sollen? Der eine befühlt den Rüssel und erklärt, dass der Elefant schlangenartig ist, der andere untersucht das Bein und hält das Tier für säulenartig. Beides ist richtig, oder? Es sind zwei Aspekte der Wirklichkeit, aber nur Teile davon. Falls Sie bisher also davon ausgegangen sind, es gäbe nur eine Wirklichkeit, nämlich Ihre, wäre es doch sicherlich interessant herauszufinden, wie andere Menschen die Welt sehen.

So setzt sich unsere Realität zusammen

Wir gehen meist davon aus, genau zu wissen, was real ist und was nicht. Die Wirklichkeit hat jedoch viel mit unserer subjektiven Wahrnehmung zu tun, die wiederum von bestimmten psychologischen Faktoren und angeeigneten Grundsätzen abhängt. Diese bestimmen in großem Maße, was wir überhaupt und wie wir es wahrnehmen.

Ein Beispiel könnte ein bestimmter Glaubenssatz sein: Sie haben intelligente Menschen als schnell und effizient für sich kategorisiert. Ihr Kollege begreift jedoch nicht so schnell, Sie ordnen ihn daher als nicht so intelligent ein. Das ist jedoch keine unumstößliche Wahrheit, sondern nur ein Vorurteil.

Ärger vermeiden durch eine andere Sicht auf die Welt

Wenn wir uns über etwas vermeintlich Wahres ärgern und nicht nachfragen, ob es stimmt, schaden wir uns selbst damit. Wir können unsere gedachte Wirklichkeit aber auch anders erleben und dadurch weniger Ärger empfinden. Dazu sollten wir uns näher damit befassen, was wir fälschlicherweise für wahr halten. Eine neue Sicht auf die Welt verändert oft auch unsere Gefühle und damit die Stressreaktion unseres Körpers.

Dazu machen wir eine kleine Übung: Lesen Sie die Wörter in der folgenden Tabelle laut vor. Schließen Sie dabei die

Augen, spüren und fühlen Sie, was jedes einzelne Wort in Ihrem Inneren bewirkt:

ängstlich	erstarrt	schockiert
ärgerlich	frustriert	streitlustig
angespannt	gehemmt	sprachlos
aufgeregt	geladen	traurig
bedrückt	genervt	unglücklich
besorgt	hilflos	unter Druck
deprimiert	kribbelig	unbehaglich
durcheinander	lustlos	unzufrieden
elend	miserabel	verbittert
empört	mutlos	verletzt
enttäuscht	nervös	verzweifelt
entrüstet	niederge-schlagen	verwirrt
erschlagen	perplex	wütend
erschöpft	ruhelos	zitternd

Und nun versuchen Sie, eine wichtige Frage zu beantworten: Was ärgert Sie? Vielfach lauten die ersten Antworten wie folgt: „Wenn jemand etwas Dummes, Schlechtes oder irgendwie Falsches sagt oder tut, dann ärgert mich das."

Auf die Nachfrage „Was heißt für Sie dumm, schlecht oder falsch?" beginnt der eigentliche Denkprozess. Wenn Sie jetzt über diese Frage nachdenken, werden Sie vielleicht merken, dass es kaum eine vernünftige Antwort darauf gibt. Vorwiegend sind es negativ empfundene Situationen, Aussagen und Handlungen anderer, über die wir uns ärgern. Was wir als positiv oder negativ empfinden, hat vorwiegend damit zu tun, was wir in unserer Erziehung gelernt haben. Das heißt, ein Großteil unseres Disstress-Verhaltens basiert auf erlernten Verhaltensmustern. Diese können wir aber nachträglich beeinflussen.

Gesunde Beziehungen führen

Wir begegnen tagtäglich zahlreichen Menschen. Mit manchen von ihnen sind wir nur lose verbunden, mit anderen enger. Viel Konflikt- und damit Ärgerpotenzial liegt in genau solchen zwischenmenschlichen Beziehungen. Wir sollten daher lernen, so mit unseren Mitmenschen umzugehen, dass es auch uns und unserer Magengesundheit zugutekommt.

Der Umgang miteinander und mit sich selbst

Was bedeutet, eine gute Beziehung zu führen? Bei einer gesunden zwischenmenschlichen Beziehung fühlen wir uns in die andere Person ein, wir achten ihre Einstellung, versuchen, Gemeinsamkeiten herzustellen und ein Vertrauensverhältnis aufzubauen. Der Umgang miteinander spielt eine wichtige Rolle. Vertrauen braucht oft Jahre, um aufgebaut zu werden, zerstört werden kann es dagegen in einer Minute. Die Kunst im Umgang mit Menschen besteht darin, jeden so zu akzeptieren, wie er ist.

Sich verstehen heißt, dass keiner den anderen für sich benutzt, sondern dass beide gut zueinander stehen. Das gelingt aber nur, wenn jeder auch zu sich selbst gut ist. Erst wenn wir uns selbst kennen, verstehen und genügend Selbsterkenntnis gewonnen haben, können wir uns mit einem Partner oder Freund gut verstehen. Dies wirkt sich dann besonders positiv auf unsere Gesundheit und unseren Magen aus. Dies belegt auch eine Langzeitstudie aus Harvard zur Entwicklung Erwachsener. Ihre Ergebnisse legen nahe: Wer gute Beziehungen zu anderen hat, ist nicht nur zufriedener, sondern auch im Alter gesünder. Gute Beziehungen gestalten das Leben einfacher, wir fühlen uns wohler, entspannter und gesünder. Wenn wir uns gut fühlen, spiegelt sich das in unserer Gesundheit wider. Dabei besteht das Ziel nicht darin, Wut und Ärger zu unterdrücken, sondern einen anderen Umgang mit diesen Gefühlen zu entwickeln.

Unser Organismus und auch unsere Gesundheit sind gut funktionierende Systeme. Vergleichen Sie den Körper mit einem Uhrwerk: Wenn ein Rad blockiert – zum Beispiel der Magen –, stockt die ganze Uhr und läuft nicht mehr rund. Sobald wir aber ein Rad anstoßen, setzen sich auch die anderen Teile in Bewegung. Das bedeutet für uns, wenn wir unsere Einstellung und damit unser Verhalten verändern, funktioniert unser Körper wieder besser. Es geht dabei um Selbststeuerung, dies ist die innere Selbstorganisation unserer Persönlichkeitsanteile. Wann beginnen Sie, Ihre Persönlichkeitsanteile selbst zu steuern? Es funktioniert wesentlich leichter, bereichernde Beziehungen zu führen, wenn Sie mit sich selbst im Reinen sind.

Friedvolle Kommunikation

Im Bewusstsein, dass ein Mangel an Kommunikation stets Trennung bewirkt und Leiden schafft, ist es fast schon eine Pflicht, mitfühlendes Zuhören und liebevolles Kommunizieren zu üben. Eine wunderbare Möglichkeit, Beziehungen generell angenehmer und friedvoller zu führen, besteht darin, in die sogenannte Teilesprache zu gehen. Dadurch sprechen wir von uns, ohne den anderen zu bewerten oder zu verletzen. Wir können etwa sagen: „Ich habe einen Teil in mir, der ist sehr traurig, weil er sich von dir nicht ernst genommen fühlt“, statt: „Du nimmst mich nicht ernst!“ Oder wir sagen: „Ein anderer Teil hingegen findet es toll, wie du gestern den Kindern den Zusammenhang einer Familie erklärt hast“, statt: „Die Erklärung für die Kinder war gut!“ Oder: „Ein Teil in mir würde dir gerne zustimmen, ein anderer möchte dies aber nicht und fühlt sich unwohl dabei.“

Veränderungen einleiten

Wann, wenn nicht jetzt? Wir haben jeden Tag die Möglichkeit, etwas zu verändern, das uns nicht gefällt oder unzufrieden macht. Handeln Sie besser jetzt als morgen – das gilt vor allem, wenn sich Ihr Magen bereits unangenehm bemerkbar macht. Es bleibt die Frage: Sind Sie auch bereit, etwas zu ändern? Sie haben es in der Hand. Es ist Ihre Chance oder Ihr Risiko, je nachdem, wie Sie es sehen möchten.

Raus aus der Komfortzone

Wie wir gesehen haben, können wir niemanden ändern außer uns selbst, unser Denken und unsere innere Einstellung. Das heißt im Klartext: Wir müssen Eigenverantwortung übernehmen. Das funktioniert, indem wir unsere Komfortzone verlassen und Herausforderungen annehmen.

Um uns herum verändert sich ständig alles: Sei es die Umwelt durch den Klimawandel, unsere Finanzen durch die Wirtschaft, unser Job durch neue Projekte oder im Privaten durch Umzug, Partnerwechsel, Familie. Sind Sie bereit, sich einen Schritt nach vorne zu bewegen und selbst etwas zu verändern, oder warten Sie lieber, bis Sie von außen dazu gezwungen werden?

Hier haben wir ein gutes Beispiel dafür: Eine junge Frau ist seit Monaten arbeitslos und versucht verzweifelt, einen neuen Job in einer Leitungsposition der Modebranche zu finden. Sie tut sich schwer, etwas Adäquates zu finden. Eine Freundin fragte sie: „Gibt's denn in einer anderen Stadt bessere Möglichkeiten?" Ihre Antwort lautet: „Ja, aber ich gehe von hier nicht weg." Da ist das Risiko: Es birgt die Angst, neu anzufangen, Freunde zurückzulassen, vielleicht auch Heimweh und die Unsicherheit, was das Neue bringen mag. Aber da ist eben auch die Chance auf einen tollen Arbeitsplatz, nette Kollegen, neue Freunde, mehr Gehalt, eine schönere Wohnung, die Möglichkeit zu wachsen, sich zu verbessern und weiterzuentwickeln. Wofür würden Sie sich entscheiden?

Gesundheit bedeutet, aus dem Schiff der Jammernden und Klagenden auszusteigen. Gehen Sie mit einer anderen Sichtweise an eine Situation oder die Umstände heran, kann sich alles oft schlagartig zum Besseren verändern – auch Ihr Magengrummeln.

7 einfache Strategien zur Stressreduktion

Diese Strategien helfen Ihnen, das Gelesene einfach umzusetzen und gelassener mit vielen Situationen umzugehen – Perspektivwechsel inklusive.

Wir möchten Ihnen im letzten Kapitel verschiedene Übungen und Techniken vorstellen, die Ihnen dabei helfen, Stress zu reduzieren und damit Ihrer Gesundheit etwas Gutes zu tun. Ihr entlasteter Magen wird es Ihnen danken.

1. Ärger-Inventur

Um für unsere Magengesundheit ungünstigen Stress zu vermeiden, kann eine Ärger-Inventur helfen, um uns wieder mehr in unsere Mitte zu bringen.

Das Trampolin-Modell

Bei dieser Übung geht es darum, die relative Wichtigkeit eines Themas zu hinterfragen. Dafür schreiben Sie über einige Wochen hinweg alles auf, was Sie ärgert und erfreut. Jedes einzelne Ereignis bekommt dafür einen eigenen Zettel, damit Sie diese anschließend leicht sortieren können. Wenn Sie alle Zettel beisammenhaben, sortieren Sie sie in negative und positive Ereignisse. Da positive Erregung, also Freude, vitalisierend ist, könnten Sie auch in Zukunft dafür sorgen, dass solche Situationen häufiger eintreten. Sortieren Sie nun Ihre Negativpunkte nach Häufigkeit und betrachten Sie nur diejenigen näher, die auch regelmäßig in Ihrer Sammlung auftauchen. Zum einen lohnt sich das Hinterfragen nur bei häufig vorkommenden Themen, zum anderen können Sie auf diese Weise üben, Ihre Einstellung zu ändern. Von hier an arbeiten Sie bitte immer nur mit einem einzelnen Thema weiter. Nehmen Sie nun also das Stichwort, das am häufigsten vorkommt, zur Hand und notieren dieses auf einem neuen Zettel.

Stellen Sie sich folgende Fragen:

- Angenommen, Sie wüssten, dass Sie morgen sterben werden, würden Sie dann heute Energie in Ärger über ein Thema investieren?
- Haben Sie einmal darüber nachgedacht, wie groß das Universum ist und wie klein wir Menschen? Wenn Sie überlegen, wie groß die Probleme der Erde als Ganzes sind, ist Ihr Problem dann wirklich so wichtig, dass ein Mensch all seine Energie in dieses investieren sollte?

Entweder merken Sie, dass das Thema sich in seiner Priorität verändert, oder aber Sie glauben weiterhin, darauf mit derselben Intensität und dem damit verbundenen Stress reagieren zu müssen.

Das Aufschreiben ist bei dieser Übung wichtig, denn je seltsamer und merkwürdiger Ihnen die Situation im Nachhinein erscheint, desto klarer und bewusster wird Ihnen, wie unwichtig solche Situationen sind. Beim Aufschreiben wird das viel deutlicher als beim bloßen Denken. Durch diese Art der Inventur haben Sie die Möglichkeit, Ihre Grundeinstellung – Ihnen und anderen gegenüber – klar und deutlich zu erkennen. Ihre Einstellungen können Sie aber erst infrage stellen, wenn Sie sie kennen.

Dabei ist auch zu beachten, dass eben diese Einstellungen, die Sie mit sich herumtragen, Ihr Weltbild formen. Dieses beeinflusst wiederum die vermeintliche Wirklichkeit, in der Sie leben. Wenn Sie Ihr Weltbild ändern, ändert sich auch Ihre Realität. Deswegen ist es auch so wichtig, geistig beweglich und flexibel zu bleiben, sich immer wieder zu hinterfragen. So bleiben Sie auch in heiklen Situationen gelassen und reduzieren so den schädlichen negativen Stress.

2. Positive Vorstellungen üben

Diese Technik wird auch kognitives Einüben genannt. Positive Vorstellungen sollten wir mehrmals am Tag wiederholen, nicht nur einmal kurz, bevor Sie aus dem Haus gehen, sondern immer wieder. Sie üben praktisch auf mentalem Wege eine neue Verhaltensweise ein. Dadurch werden Sie bessere Ergebnisse erzielen. Auf diesem Weg lernen wir nicht nur anders zu denken, sondern eignen uns auch andere Einstellungen an, die zu einer Stressreduktion beitragen und so unserem Magen zugutekommen.

Positiver Wortschatz

Mit dieser Denkaufgabe gewinnen Sie eine positivere Grundeinstellung, die Sie vor negativen sich selbst erfüllenden Prophezeiungen (Seite 112) schützt: Versuchen Sie in Ihrem Alltag, die folgenden negativen Begriffe bewusst durch die entsprechenden positiven zu ersetzen. Am besten nehmen Sie sich wöchentlich 3 Begriffe vor, die Sie mehrmals täglich anwenden.

negative Begriffe	positive Begriffe
Angst	Zuversicht
Versagen	Erfolg
Krankheit	Gesundheit
Chaos	Ruhe
Leid	Glück
Leere	Erfüllung
Unvermögen	Können
Verlust	Gewinn
Traurigkeit	Frohsinn
Langeweile	Anregung

3. Vergebung erleichtert

Buddha sagte: „An Ärger festhalten ist wie ein glühendes Stück Kohle festzuhalten, um es nach jemandem zu werfen. Der Einzige, der sich dabei verbrennt, bist du selbst." Tatsächlich hängt Vergebungsbereitschaft sehr stark mit physischer Gesundheit zusammen und wirkt positiv auf das psychologische Wohlbefinden. Wer vergeben kann, verschafft sich selbst Erleichterung und begünstigt dadurch die eigene Gesundheit. Menschen, die Schwierigkeiten haben zu verzeihen, sind viel anfälliger für Krankheiten, besonders für Magenbeschwerden. Alleine die Vorstellung von Vergebung kann schon helfen, den Blutdruck zu senken und den Magendruck zu nehmen. Auch erleichtert das vorherige Gedankenspiel die tatsächliche Ausführung, das Aussprechen des Vergebens. Von großer Bedeutung ist dabei auch, sich die eigenen Fehler zu vergeben.

Dankbarkeit

Diese Dankbarkeitsübung erhöht unsere Lebenszufriedenheit und zeigt, wie wichtig Vergeben sein kann.

Am besten vervollständigen Sie diese Sätze schriftlich:

- Eine Sache, für die ich dankbar bin, ist ...
- Eine zweite Sache, für die ich dankbar bin, ist ...
- Eine dritte Sache, für die ich dankbar bin, ist ...
- usw.

Sie können diese Übung immer weiter fortführen, am besten schriftlich. Wichtig ist dabei, ehrlich zu sich selbst zu sein und sich nichts vorzumachen. Sie werden sehr schnell merken, dass Sie sich besser fühlen und Freude aufkommt.

4. Nicht das Perfekte anstreben

Hohe Maßstäbe sind wichtig, doch wenn wir immer nur die beste Wahl treffen wollen, laufen wir Gefahr, unsere Entscheidungen immer wieder zu hinterfragen. Vielleicht wäre ja eine noch bessere, perfektere Lösung möglich gewesen. Oder wir beginnen mit einem Vorhaben erst gar nicht, weil es nicht perfekt werden kann, und nehmen uns dadurch viele Möglichkeiten. Dadurch machen wir uns das eigene Leben und das anderer schwer, es können chronische Magenprobleme bis hin zu Magengeschwüren und Burnout entstehen.

5. Vorwürfe unterlassen

Vorwürfe sind wie Steine, die wir anderen vor die Füße werfen – damit versperren wir uns aber auch selbst den Weg, egal wie berechtigt der Vorwurf auch sein mag.

6. Die guten Seiten sehen

Sehen Sie in Krisen auch Chancen. Beunruhigen Sie sich nicht schon vorher über mögliche Stresssituationen, die vielleicht nie eintreten werden. Und ganz wichtig: Vergessen Sie den Humor nicht, das Leben besteht nicht nur aus ernsten Angelegenheiten.

7. Die 8 goldenen Worte

Dieser Satz hat schon so mancher Diskussion das Gift genommen. Probieren Sie es doch auch einmal mit: „An dem, was du sagst, ist was dran!“ Diese Worte können erhebliche Erleichterung verschaffen und den Magen beruhigen.

Service

Glossar

abdominale Beschwerden: ein Sammelbegriff für Beschwerden im Bauchraum (z. B. Völlegefühl, Reizmagen, Durchfall)

Gaster: Fachbegriff für Magen

Gastritis: Magenentzündung (die Endung „-itis" deutet stets auf Entzündungen hin), genauer Magenschleimhautentzündung

Gastroenterologie: Lehre vom Magen-Darm-Trakt und seinen Krankheiten

gastroösophagealer Reflux: zu hoher Rückfluss von Verdauungssäften in die Speiseröhre aufgrund einer Magen-Darm-Erkrankung; verursacht oft Sodbrennen

Helicobacter pylori: ein Stäbchenbakterium, das den Magen befallen kann; ursächlich für Magengeschwüre und Geschwüre des Zwölffingerdarms sowie für Typ-B-Gastritis

Intrinsic Factor: ein Glykoprotein, das die Aufnahme von Vitamin B_{12} im Dünndarm ermöglicht

Magensaft: Flüssigkeit, die von der Magenschleimhaut ins Mageninnere abgesondert wird, sie enthält viele Enzyme, tötet Bakterien in der Nahrung ab und unterstützt die Verdauung

Magensäure: Magensaft (s. o.) enthält u. a. Salzsäure, die schon entsteht, wenn Essen gesehen oder gerochen wird, diese wird auch als Magensäure bezeichnet.

Magenspiegelung: Mit einer Spezialkamera (Endoskop) werden Magen, Speiseröhre und teilweise der Zwölffingerdarm von innen betrachtet.

Sodbrennen: Die vom Oberbauch in die Speiseröhre aufsteigende Magensäure löst ein brennendes oder schmerzhaftes Gefühl im Bereich des Brustbeins bis hin zu Rachen und Hals aus.

Mehr zum Thema

Reizmagen, Gastritis & Co.

Berg B, Lelley J. Apotheke der Heilpilze. Weil der Stadt: NaturaViva; 2015

Englert S, Lorenz C. Checkliste chinesische Diätetik. 2. Aufl. Stuttgart: Thieme; 2020

Fortis I, Kriehuber E, Kriehuber J. Ernährung bei Gastritis. 4. Aufl. Wien: maudrich; 2017

Friedrich S, Staudinger K, Traversier R. TCM mit westlichen Pflanzen. 2. Aufl. Stuttgart: Thieme; 2012

Offenborn S. 111 Schonkost-Rezepte für Magen und Darm. Hannover: humboldt; 2019

Puhle A, Trott-Tschepe J, Möller B. Heilpflanzen für die Gesundheit. 2. Aufl. Stuttgart: Kosmos; 2015

Schaenzler N. Magen und Darm natürlich behandeln. 2. Aufl. München: Gräfe und Unzer; 2016

Zika U. Reizmagen. Wien: Kneipp; 2018

Magen und Psyche

Birkenbihl V. Kommunikationstraining. 40. Aufl. München: mvg; 2019

Birkenbihl V. Signale des Körpers. 27. Aufl. München: mvg; 2019

Birkenbihl V. Freude durch Stress. 16. Aufl. München: mvg; 2005

Lindemann D. Autogenes Training – Überleben im Stress. München: Heyne; 1996

Sontag S, Sontag K. Wenn das Leben auf den Magen schlägt. München: Knaur MensSana TB; 2010

Sontag S. Was Ihr Bauch Ihnen sagen will. Luckau: Lebens-Schritte; 2014

Sontag S. Wenn dein Bauch entscheidet. Luckau: Lebens-Schritte; 2020

Watzlawik P. Anleitung zum Unglücklichsein. 19. Aufl. München: Piper; 2011

Stichwortverzeichnis

Rezeptverzeichnis

Bibliografische Information der Deutschen Nationalbibliothek
Die Deutsche Nationalbibliothek verzeichnet diese Publikation in der Deutschen Nationalbibliografie; detaillierte bibliografische Daten sind im Internet über http://dnb.d-nb.de abrufbar.

Programmplanung: Uta Spieldiener
Projektmanagement: Annalena Müller
Redaktion: Franziska Sorgenfrei
Bildredaktion: Christoph Frick, Caroline Merdian
Umschlaggestaltung: © Thieme
Layout: CYCLUS · Visuelle Kommunikation, Stuttgart

Bildnachweis
Umschlagmotiv (und Bild S. 3):
© Thieme unter Verwendung von
Teller © Yaruniv-Studio/stock.adobe.com
Tomate © xamtiw/stock.adobe.com
Brokkoli © Mara Zemgaliete/stock.adobe.com
Autorenfoto Karina Haufe: Karina Haufe, München
Autorenfoto Uschi Kaltner: Kerstin Keysers Fotografie
Fotos im Innenteil: S. 85, 88, 99, 103: Stefanie Bütow, Hamburg; alle weiteren: Rogge & Jankovic, Köln
Zeichnungen: Susi Schaaf, Bellheim

1. Auflage 2021

TRIAS Verlag in Georg Thieme Verlag KG,
Rüdigerstraße 14, 70469 Stuttgart,
Germany
www.trias-verlag.de

Printed in Germany

Satz und Repro: Cyclus · Media Produktion
Druck: AZ Druck und Datentechnik GmbH, Kempten
Gedruckt auf chlorfrei gebleichtem Papier

ISBN 978-3-432-11351-7

Auch erhältlich als E-Book:
eISBN (ePub) 978-3-432-11352-4

1 2 3 4 5 6

Das richtige Rezept für jede Indikation

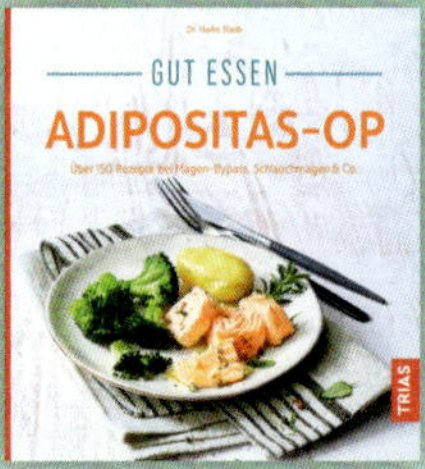

Heike Raab
Gut essen Adipositas-OP

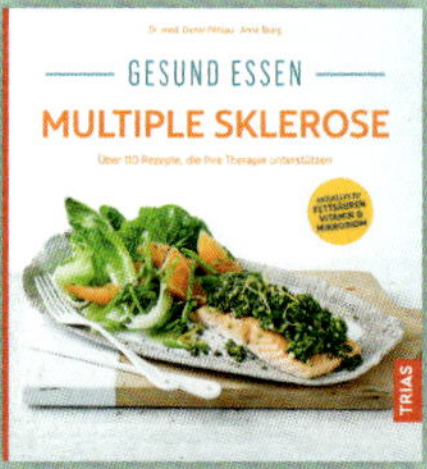

Dieter Pöhlau/Anne Iburg
Gesund essen Multiple Sklerose

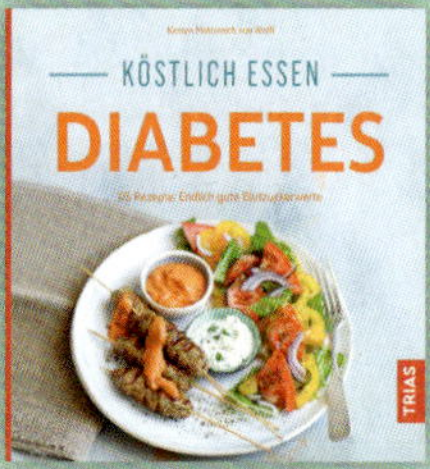

Kirsten Metternich
Köstlich essen Diabetes

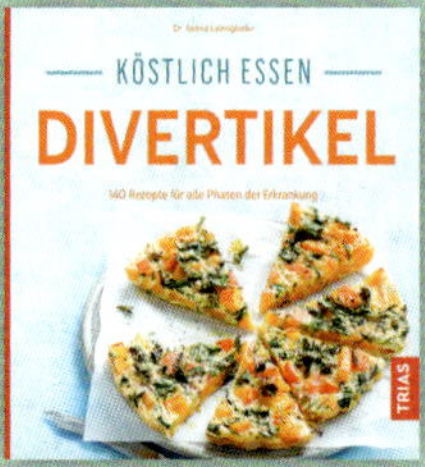

Astrid Laimighofer
Köstlich essen Divertikel

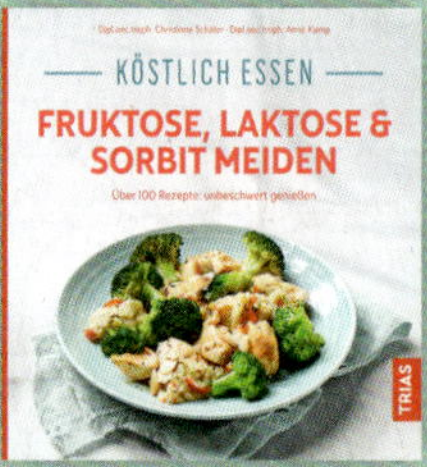

Christiane Schäfer/Anne Kamp
Köstlich essen Fruktose, Laktose & Sorbit meiden

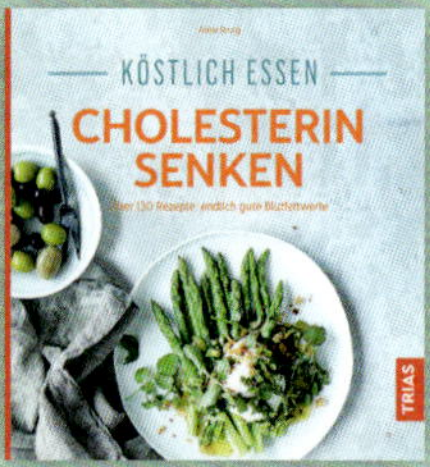

Anne Iburg
Köstlich essen –Cholesterin senken

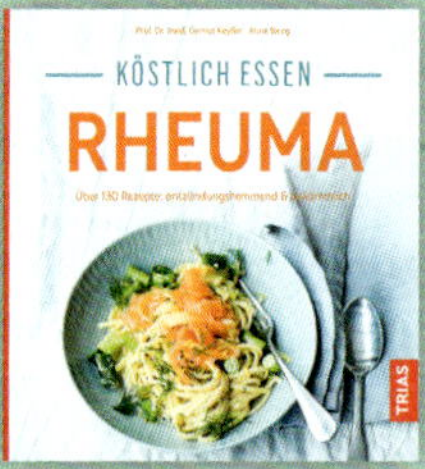

Gernot Keyßer
Köstlich essen – Rheuma

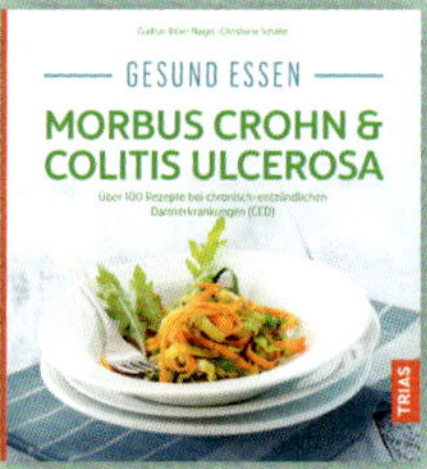

Gudrun Biller-Nagel
Gesund essen – Morbus Crohn & Colitis ulcerosa

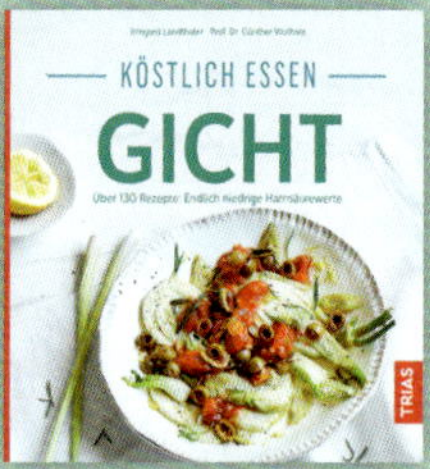

Irmgard Landthaler/ Günther Wolfram
Köstlich essen bei Gicht

Auch erhältlich als E-Book!

Mehr Bücher finden Sie hier:
www.trias-verlag.de